◎ 心血管疾病介入诊疗丛书

冠状动脉口部病变介入诊疗手册

—— Szabo 技术

主　编　杨胜利　贾振华

主　审　马长生　吴永健

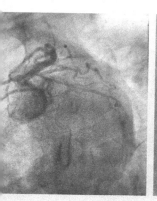
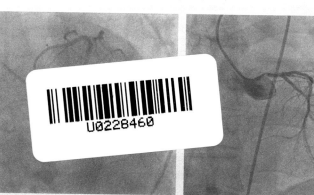

科学出版社

北京

内 容 简 介

本书共8章，分别介绍了冠状动脉口部病变的定义和分类、介入诊疗指征、PCI方法、介入诊疗技术并发症及对策、介入诊疗临床护理、Szabo技术的概念和发展、Szabo技术治疗器械选择策略和技巧、Szabo技术治疗冠状动脉口部病变经典病例等。本书从最常见的冠心病介入治疗中较为棘手的口部病变着手，围绕口部病变如何精准介入治疗，尤其是Szabo技术的应用，以临床实践为基础，以国内外文献为辅助，从理论基础阐述到实战经典病例分析，深入总结并提炼出准确而清晰、先进而全面的冠状动脉口部病变介入精准诊疗方案——Szabo技术的应用。

本书适合心血管科医师，尤其是从事心血管介入工作的医师等参考阅读。

图书在版编目（CIP）数据

冠状动脉口部病变介入诊疗手册：Szabo 技术 / 杨胜利，贾振华主编 . —北京：科学出版社，2024.1
（心血管疾病介入诊疗丛书）
ISBN 978-7-03-077875-8

Ⅰ.①冠…　Ⅱ.①杨…②贾…　Ⅲ.①冠状血管—动脉疾病—介入性治疗—手册　Ⅳ.① R543.305-62

中国国家版本馆 CIP 数据核字（2024）第 003881 号

责任编辑：王海燕 / 责任校对：张　娟
责任印制：赵　博 / 封面设计：吴朝洪

科 学 出 版 社 出版
北京东黄城根北街 16 号
邮政编码：100717
http://www.sciencep.com
三河市春园印刷有限公司印刷
科学出版社发行　各地新华书店经销
*
2024 年 1 月第 一 版　开本：880×1230　1/32
2025 年 2 月第二次印刷　印张：8　插页：8
字数：218 000
定价：**68.00 元**

（如有印装质量问题，我社负责调换）

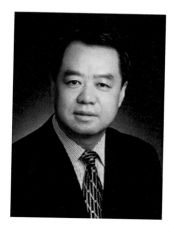

　　杨胜利　主任医师、教授、博士后、硕士生导师。河北以岭医院副院长兼心血管病科主任。北京大学医学部主任医师、教授；中国人民解放军总医院第三医学中心主任医师、教授；国家卫生健康委员会全国心血管疾病介入诊疗技术培训（冠脉介入）资深导师（2007年任首批导师至今）；北京大学医学部血管健康研究中心副主任。

　　中国心脏学会理事，中国微循环学会理事；中国老年学学会心脑血管病专业委员会常务委员，中国老年保健医学研究会晕厥分会常务委员；中国康复医学会心血管病专业委员会委员，中国研究型医院学会心肺复苏学专业委员会委员，中国研究型医院学会心血管影像学专业委员会委员；北京心脏学会理事，北京医师协会胸痛分会理事，北京市胸痛中心联盟专业委员会委员；欧洲经皮心血管介入学会（EAPCI）委员，心力衰竭协会（HFA）委员；中国武警部队介入医学专业委员会副主任委员，全军介入医学专业委员会委员。《中华医学杂志（英文版）》《中华灾害救援医学》《中国循证心血管医学杂志》《心血管康复医学杂志》和 *Cardiology and*

Cardiovascular Research 等 10 余种国内外期刊编委或审稿专家。2009 年公派赴新加坡国家心脏中心，作为高级访问学者专家执业并专攻 PCI 技术 1 年。从事心血管病及介入诊疗技术 30 余年，累计完成冠状动脉介入治疗 1.5 万余例，擅长复杂冠心病介入诊疗技术。在我国首先研究并提出 CRP（C 反应蛋白）是 ACS（急性冠脉综合征）的危险因子，首先应用 Szabo 技术治疗冠状动脉口部病变。以第一作者或通信作者发表论文 100 余篇，主编《心血管病精准诊疗手册》等专著 4 部、副主编专著 5 部及参编专著 10 余部。负责和参与国家自然科学基金 3 项，完成国家级课题 10 余项。获全国及省部级科学技术进步奖及科技成果奖 10 余项、军队优秀专业技术人才岗位津贴 2 次。发明专利"桡动脉压迫止血器" 1 项。

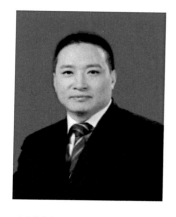

　　贾振华　教授、主任中医师、博士、博士生导师。河北以岭医院院长兼国家临床中医重点专科心血管病科主任。

　　中华中医药学会络病分会主任委员，中国中西医结合学会血管脉络病专业委员会主任委员，世界中医药学会联合会络病专业委员会副会长兼秘书长，河北省中西医结合医药研究院院长，国家"万人计划"领军人才，科技部中青年科技创新领军人才，何梁何利基金科学与技术创新奖获得者，国家卫生健康突出贡献中青年专家，全国杰出专业技术人才，中国青年科技奖获得者，全国优秀科技工作者，享受国务院政府特殊津贴。主持及参与国家中医药多学科交叉创新团队项目、国家重点研发计划、国家"十二五"重大新药创制、国家自然科学基金重点项目等国家级课题 10 项，主持省部级课题 3 项。荣获国家科技进步奖一等奖 1 项（排名第三），国家科技进步奖二等奖 2 项（分别排名第一、第三），省部级科技进步奖一等奖 3 项（排名第一）。发表文章 90 余篇，编写专著 5 部、教材 1 部。

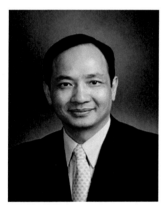

马长生　主任医师、教授、博士生导师。首都医科大学附属北京安贞医院心脏内科中心主任。现任国家心血管疾病临床医学研究中心主任，北京市心血管疾病防治办公室主任，首都医科大学心脏病学系主任。

兼任中华医学会心血管病学分会候任主任委员，国家卫生健康委员会能力建设和继续教育心血管病学专家委员会主任委员，国家卫生健康委员会医院管理研究所心血管介入诊疗技术培训专家委员会主任，中国生物医学工程学会介入医学工程分会主任委员，*Circulation* 杂志副主编，*PACE* 杂志主编，任 *Europace*、*JICE*、*Circulation AE*、《中华医学杂志（英文版）》等国内外 30 余种学术期刊编委，北京市科学技术委员会心血管领域"领衔专家"。

享受国务院政府特殊津贴，获"卫生健康突出贡献中青年专家""北京学者""科技北京百名领军人才""北京市高层次创新创业人才支持计划卫生技术领军人才""推动'北京创造'的科技人物"称号，获吴阶平－保罗·杨森医学药学奖。

作为课题负责人承担国家"十五"科技攻关计划、"十一五"

国家高技术研究发展计划（863计划）、"十二五"国家科技支撑计划、"十三五"国家重点研发计划专项、国家自然科学基金等省部级以上科研项目20余项，发表论文800余篇（其中SCI收录213篇），主编《心律失常射频消融图谱》《介入心脏病学》等学术专著多部，获得国家科技进步奖二等奖3次。

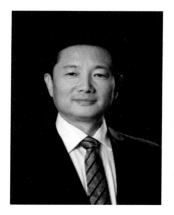

　　吴永健　主任医师、教授、博士生导师。中国医学科学院阜外医院冠心病中心主任、结构性心脏病中心副主任、冠心病二病区主任。中国医学科学院阜外医院学术委员会委员。兼任厦门市中医院心内科主任，北京市第一康复医院心肺康复中心主任。

　　主要从事冠心病和老年瓣膜性心脏病介入治疗及其相关研究。国家卫生健康委员会冠心病介入培训基地主要负责人。中国第一代 TAVR（经导管主动脉瓣置换术）人工介入心脏瓣膜 VENUS-A 主要临床研究者之一。中国老年瓣膜性心脏病研究（CHINA-DVD）牵头人。中国医学科学院经导管瓣膜性心脏病创新治疗技术项目首席专家。先后承担国家自然科学基金课题 4 项，北京市重点课题 2 项，首都发展基金重点项目 1 项、面上项目 2 项，中国医学科学院医学与健康科技创新工程项目 1 项，科技部重点攻关项目 1 项、参与 2 项。在国际著名学术期刊 *JACC*、*Circulation Research* 等发表论文 100 余篇。教育部科学技术进步奖一等奖第一完成人。曾任中华医学会心血管病学分会青年委员会副主任委员，现任中华医学会心血管病学分会委员、动脉粥样硬化与冠心病学组副组长，中国医师协会心血管内科医师分会常委、结构性心脏病学组组长。北京医学会心血管病学分会副主任委员兼结构心脏病学组组长。中国康复医学会心脏介入治疗与康复专业委员会候任主任委员、世界中医药学会联合会心脏康复专业委员会主任委员。欧洲心脏病学会委员（FESC）、美国心血管造影与介入学会委员（FSCAI）、美国心脏病学会委员（FACC）。《中华心血管病杂志》《中国循环杂志》《中国介入心脏病学杂志》编委。第二届国家名医和第三届白求恩式好医生提名奖获得者。

《冠状动脉口部病变介入诊疗手册》——Szabo 技术》编写人员

主　　编	杨胜利	贾振华		
主　　审	马长生	吴永健		
副 主 编	洪　衡	葛岳鑫	王　磊	杨　泉　张远华
编　　者	（按姓氏笔画排序）			

王　方	王　宁	王　佳	王　亮	王　磊
王士军	王士桢	王亚利	王光亮	王红美
王微微	支海博	尹凯敏	申吉华	宁　雕
曲华清	刘　宇	刘　英	刘　霞	刘宇涵
刘卓衡	刘建宏	刘晓雨	刘晓玲	许力云
李　留	李文聪	李世峰	李丽俏	李悦杨
李朝晖	杨　泉	杨　勇	杨　博	杨胜利
何　玲	汪潇漪	张　冉	张凤虹	张文超
张立贤	张朴强	张延辉	张远华	张利伟
张晓红	陈　洁	陈安勇	陈学智	周　松
周　琦	周小波	於四军	房会文	赵　明
洪　衡	姚宏英	袁国强	晋子浩	贾振华
秘红英	徐　萍	郭　鑫	郭保存	崔　静
崔芳新	银鹏飞	葛岳鑫	韩　滨	詹小娜
蔡　萱	熊　斌			

冠状动脉介入诊疗发展极为迅速，近30年来介入治疗数量的增长率每年以两位数的速度增加，尽管近几年介入治疗数增速减慢，但预计在将来仍会保持稳定增长趋势。近几年，各地三级医院普遍开展了介入诊疗技术，但其技术水准参差不齐，严重影响患者的预后，所以如何规范并精准地开展介入诊疗尤其重要。介入诊疗是一门艺术，而冠状动脉分叉病变的介入诊疗是艺术中的艺术，分叉病变中的口部病变更是一个难点，若定位不准确，将会造成无法挽回的后果。经皮冠状动脉介入治疗（PCI）技术中的Szabo技术是对冠状动脉口部病变精准定位的非常有效的治疗方法，本书主编之一河北以岭医院的杨胜利医师已开展Szabo技术十余年，目前累计治疗病例达数百例，是我国开展最早、积累例数最多的专家之一，他在PCI领域具有丰富的临床经验。杨胜利医师主编的《冠状动脉口部病变介入诊疗手册——Szabo技术》一书非常实用，该书内容简明扼要，深入浅出地讲解了冠状动脉口部病变的定义和分类、介入诊疗指征、PCI方法、介入诊疗技术并发症及对策、介入诊疗临床护理、Szabo技术的概念和发展、Szabo技术治疗器械选择策略和技巧、Szabo技术治疗冠状动脉口部病变经典病例等。该书以临床经典病例为龙头，详细介绍冠状动脉口部病变的诊疗策略经验，尤其是Szabo技术的使用技巧和策略。该书对应用Szabo技术治疗冠状动脉口部病变的普及和推广具有极大的实用及参考价值。

　　该书对冠状动脉口部病变PCI方法，尤其是Szabo技术的应用提出了精准诊疗方案及方法，可以作为临床心血管医师，尤其是心脏介入医师诊疗冠心病的案头书。相信该书的出版能够为我国心血管病的防治做出一定的贡献。

马长生

中华医学会心血管病学分会候任主任委员

国家心血管疾病临床医学研究中心主任

中国医师协会心血管内科医师分会名誉会长

首都医科大学附属北京安贞医院心脏内科中心主任

吴永健

中华医学会心血管病学分会委员兼动脉粥样硬化与冠心病学组副组长

中国医师协会心血管内科医师分会常务委员兼结构性心脏病学组组长

中国康复医学会心脏介入治疗与康复专业委员会候任主任委员

中国医学科学院阜外医院冠心病中心主任兼结构性心脏病中心副主任

近些年，随着人们生活水平的日益提高，工作环境、生活环境的变化和工作压力的增加，心血管疾病已成为我国及全世界人类健康的第一杀手，尤其是冠心病的发病率日益上升，其已成为严重危害人类健康的疾病之一。冠心病介入治疗及急性心肌梗死急诊 PCI 是近 30 多年来发展极为迅速且可最大程度降低不良预后的有效方法。冠心病介入治疗例数从 2009 年的 23 万例到 2022 年的 129 万余例，预计在将来数年内仍保持持续增长趋势。近几年，三级甲等级别以下医院，尤其是县级医院也逐渐常规开展了介入诊疗技术，但诊疗技术水平参差不齐，培训传承明显减少，导致新开展单位的 PCI 技术急需提高和完善。因此规范化、精准化介入诊疗甚为重要。介入治疗技术是医学中的一门艺术，如何掌握介入技术并做到精准化、高标准化治疗尤为重要。介入治疗分叉病变尤其是口部病变又是具有更高技巧和水准的艺术，如果处理不好尤其是定位不准确，将会导致后续治疗无法进行并产生不可挽回的后果，所以冠状动脉口部病变的 PCI 方法是一个极为棘手的难点，尤其是支架植入时如何精准定位更是非常关键。常规介入影像造影对口部病变常会造成视觉误差，植入支架时，支架近端偏移会造成再次进入指引导管或导丝困难，以免另一支血管口部狭窄再治疗困难化。PCI 技术中的 Szabo 技术是冠状动脉口部病变支架植入非常有效的准确定位方法，笔者及其团队从 2009 年开始使用此种技术，在近十余年来熟练使用 Szabo 技术治疗冠状动脉口部病变的病例数远超数百例（其中有 50% 的病例经过血管内超声证实了其有效性和安全性，成功率更高），是我国开展该技术最早、积累病例数最多的团队之一，具有丰富的临床经验。本书内容非常实用、简明扼要，深入浅出地对冠状动脉口部病变的定义和分类、冠状动脉口部病变介入诊疗指征、冠状动脉口部病变 PCI 方法、冠状动脉口部病变介入诊疗技术并发症及对策、冠状动脉口部病变介入诊疗临床护理、Szabo 技术的概念和发展、Szabo 技术治疗器械选择策略和技巧、Szabo 技术治疗冠状动脉口部病变经典病例等进行了详细的阐述。本书最后一章对在临床应用的数百例病例中选出数种具有代表性的经典病例进行详细剖析总结，详细介绍冠状动脉口部病变的治疗策略经验尤其是 Szabo 技术的使用技巧经验，总结学习应用价值，将对用 Szabo 技术治疗冠状动脉口部病变的推广具有极大的理论价值和实用价值。

本书在较短的时间内完成，疏漏之处在所难免，敬请各位同行及读者赐教。

杨胜利

河北以岭医院副院长兼心血管病科主任
中国人民解放军总医院第三医学中心及北京大学医学部主任医师、教授
北京大学医学部血管健康研究中心副主任
国家卫生健康委员会全国心血管疾病介入诊疗技术培训导师

贾振华

河北以岭医院院长兼国家临床中医重点专科心血管病科主任
中华中医药学会络病分会主任委员
中国中西医结合学会血管脉络病专业委员会主任委员
世界中医药学会联合会络病专业委员会副会长兼秘书长

目录

第 1 章

冠状动脉口部病变的定义和分类

　　冠心病（coronary artery heart disease，CHD，又称冠状动脉性心脏病）是心血管疾病中的常见病和多发病。经皮冠状动脉介入治疗（percutaneous coronary intervention，PCI）近 30 年来发展极为迅速，其治疗患者人数从 2009 年的 23 万例到 2022 年的 129 万余例，预计在未来数年内仍保持持续增长趋势。近年来，三级甲等以下级别的医院尤其是县级医院也逐渐开展介入诊疗技术，但发展层次不同，因此 PCI 技术的规范化、精准化极为重要。介入治疗冠状动脉分叉病变及口部病变是一种艺术，口部病变的精确定位是一个棘手的问题，定位不好将会造成不可挽回的后果，所以 PCI 治疗口部病变一直是一个挑战，具有较高的围术期和中远期并发症发生率。仔细研究口部病变特点并采取最恰当的方法是本书的主要内容。

　　冠状动脉口部病变（coronary ostial disease，COD）的传统定义是指血管开口 3mm 内有病变。根据出现的部位可将 COD 分为三类：主动脉 – 冠状动脉开口病变、非主动脉 – 冠状动脉开口病变和冠状动脉分支开口病变（图 1-1）。

　　据统计冠状动脉造影结果，冠状动脉口部病变的发生率为 0.13% ～ 0.8%，孤立性单纯冠状动脉口部狭窄的发生率为 0.07% ～ 0.09%。单纯主动脉 – 冠状动脉开口病变最常见于女性，右冠状动脉（right coronary artery，RCA）比左冠状动脉（left coronary artery，LCA）更常见。虽然以前常与主动脉炎［由梅毒或

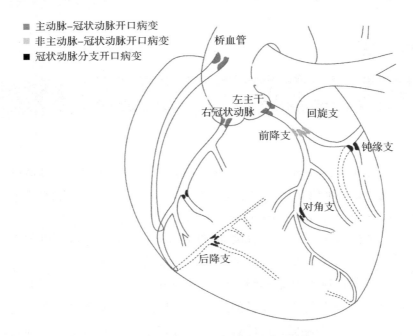

■ 主动脉-冠状动脉开口病变
■ 非主动脉-冠状动脉开口病变
■ 冠状动脉分支开口病变

图1-1　冠状动脉口部病变分类示意图

大动脉炎（Takayasu arteritis）引起］和纵隔放射治疗相联系，但在临床中发现绝大多数口腔病变是由动脉粥样硬化斑块引起的。口部病变病理表现为纤维化、钙化和硬的斑块。主动脉－冠状脉开口病变主动脉壁处由于有较厚的肌肉和弹性纤维组织，扩张时阻力较大且容易弹性回缩。在单纯球囊扩张时代，口部病变治疗比非口部病变治疗的成功率低。因为口部病变硬化程度大和回缩导致低的急性获得性效果和较高的靶病变血运重建（target lesion revascularization，TLR）率。另外，操作并发症如动脉夹层、血管闭塞、心肌梗死常常出现，这就需要使用辅助器械，如旋磨、激光切除和切割球囊，以便将口部病变斑块扩开并修饰好，从而提高成功率。当然，只有在支架常规使用后才使用这些辅助器械，即使TLR率仍然高于非口部病变。药物洗脱支架（drug eluting stent，DES）

和血管内超声（intravascular ultrasound，IVUS）的使用明显地降低了冠状动脉再狭窄率。对冠状动脉口部病变 PCI 的更多研究和关注将会提高 PCI 成功率并降低常见并发症的发生率。

（杨胜利　贾振华）

第 2 章

冠状动脉口部病变介入诊疗指征

冠状动脉口部病变 PCI 指征一般来说和其他任何病变的 PCI 指征无差别，旨在减少症状（心绞痛）或心肌缺血的发生并降低不良预后的发生率。然而，除此之外，更需要额外仔细判断和注意的是以下四个方面。

一、冠状动脉痉挛的排除

指引导管在主动脉口部位置咬合到位时容易引起痉挛，会造成主动脉口部严重狭窄的假象。如果没有明显的斑块存在，要高度怀疑是假的狭窄。一定要使用一些方法，如冠状动脉内给予硝酸甘油，使用较小直径的指引导管，在相对应的窦内非选择性注射造影剂，使用 IVUS 或等待一段时间（5 ～ 20 分钟）后再挂到口部内等来避免或排除冠状动脉痉挛（图 2-1）。

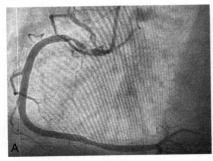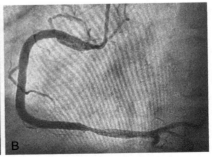

图 2-1　A. 为右冠状动脉口严重狭窄；B. 为冠状动脉内给予硝酸甘油后痉挛完全缓解后的影像

二、前降支口部狭窄

在决定是否把支架精确定位放置在口部或者支架跨过回旋支（Cx）进入左主干时，要关注以下技术要点。

（1）口部是否存在一小残端（nub 或 stump）以利于近端定位。

（2）若前降支和 Cx 之间分叉角度 < 75°，支架定位就有难度并增加了斑块移位的风险。

（3）在左主干远端或 Cx 口部若有明显的斑块，则需要改变 PCI 策略或者建议外科搭桥。

（4）若存在严重的钙化，则会影响视觉判断和支架定位的准确性，限制支架的膨胀，从而增加支架边夹层及再狭窄的风险。

三、分支口部狭窄

分支口部狭窄主要为心外膜动脉的分支口部狭窄，要注意平衡与单独药物治疗的风险和获益。

四、既往分叉病变 PCI 后口部狭窄

既往分叉病变 PCI 后的分支口部再狭窄的情况也很常见。其治疗策略依赖于分支是否曾植入支架，尽量减少更多的金属支架再植入及避免明显的血管压缩。若影响分支血管，应尽量避免进一步 PCI。

（杨胜利　贾振华）

第3章

冠状动脉口部病变 PCI 方法

一、器械选择

（一）指引导管

选择指引导管时要注意以下技术要点。

（1）尤其重要的是，对于主动脉口部病变，要选择支撑力较弱的导管（如 Judkins 导管适合原位冠状动脉），避免深插和导管楔入病变中，释放支架时导管一定要脱离口部。短头导管（如 SAL）较合适。

（2）对于主动脉-冠状动脉桥血管，要选择既能到位又有支撑力的指引导管，而且还不能深插。较常用的导管有 Judkins 冠脉导管、多功能（multipurpose）导管、RCB（右冠状动脉桥导管）、LCB（左冠状动脉桥导管）和左 Amplatz（AL）（图 3-1）。

（3）假如远端有迂曲或钙化病变，就要选择支撑力较强的指引导管，一定要格外注意，避免夹层及血管口部闭塞。一般来说，远端病变支架植入要先于口部支架植入，以减少口部支架创伤的风险。而且，如果口部支架植入后指引导管脱位，有可能导致再也挂不上导管（到不了血管内）而无法治疗远端病变的风险。

（4）侧孔导管，虽然常使用，但不建议使用。因为其常会掩盖导管楔入嵌顿或血流闭塞导致的压力衰减图形的警示作用。

（5）6F 指引导管适用于大多数病例，除非还要使用其他辅助器械或者有复杂的分叉病变术式要操作。

常用于桥血管的指引导管

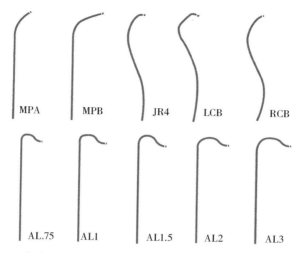

图 3-1 主动脉 - 冠状动脉桥血管口部病变常用指引导管形状比较

MPA. 多功能导管 A；MPB. 多功能导管 B

（二）指引导丝

（1）大多数情况下，标准工作导丝（BMW、RT、Sion 等）即可，只要指引导管远端在血管内位置满意即可。尤其重要的是，对于主动脉 - 冠状动脉开口病变，在指引导管退出时导丝可以起到辅助稳定的作用。

（2）更强支撑力导丝（如 Balance Heavyweight ™、ChoICE® PT Extra Support、Asahi Grand Slam®）可以优选，特别是在升主动脉的桥血管开口（主动脉 - 冠状动脉搭桥血管较高时）脱离的导管位置不稳定时。

（3）另一平行导丝也可用于提供额外的稳定性，以及作为升主动脉或者分支冠状动脉的标记，以帮助支架定位。

（4）对于严重主动脉 - 冠状动脉开口病变的介入，建议在导管插管进入前于导管内提前预留导丝，以促进导丝的快速进入，而且必要时导管可脱离。

（5）亲水涂层导丝可以促进导丝快速地通过迂曲或远端病变的血管，但在支架通过或导管脱离时只能提供较弱的支撑力。

（三）支架

（1）药物洗脱支架（DES）或金属裸支架（BMS）的选择：当决定要将 DES 或 BMS 植入口部时，要仔细评估病变特征（如血管直径、病变长度等）和患者特征（如有无糖尿病、出血风险等）因素。在口部位置，DES 与 BMS 的安全性是一样的，且有较低的主要不良心血管事件及较低的再狭窄率，所以在重要的位置如前降支开口或旋支开口要优选 DES。考虑到在主动脉－冠状动脉口部放置支架会凸出一些，这将导致导管可能挂不上，所以优选 DES 以减少再介入干预的可能性。

（2）特殊支架的选择：虽然在口部位置期望有较强的径向支撑力支架，但到目前，仍没有有效的数据比较不同厂家的支架性能，也没有专门针对冠状动脉口部设计的冠状动脉口部支架可供临床选择。近年来，可降解支架的逐渐改良及普遍使用是一个发展方向。

二、操作技巧

（一）入路——股动脉或桡动脉

一般来说，对于一位经验丰富的术者，不论是股动脉途径还是桡动脉途径，只要选择合适的器械，任何病变的手术操作都可完成。当治疗主动脉－冠状动脉口部病变时，一定要重视，左右侧桡动脉途径的导管的性能是不一样的，左侧桡动脉途径的导管通过性和稳定性要强于右侧桡动脉途径的导管。但由于术者操作的舒适性和习惯性，一般以右侧桡动脉途径为主。

（1）从右侧桡动脉途径拉退导管时，一开始会有导管深插现象（尤其是在用 Amplatz 导管时很常见）。需要更多的技巧和精细操作，一定要在支架／球囊／导丝与血管同轴时使导管脱离。

（2）经右侧桡动脉途径用标准 Judkins 右冠导管做右冠状动脉开口病变时，导管稳定性较低，一定要选较大号的导管操作。

（3）主动脉 – 冠状动脉桥血管因为位置较高（如搭到对角支和钝缘支的桥血管），从桡动脉途径操作常有更多的困难。

（4）在无大腔无鞘桡动脉导管可用的情况下，当需要用辅助器械（如旋磨时用较大的旋磨头）时，需要用 7F 或 8F 导管，且倾向经股动脉途径。

（二）主动脉 – 冠状动脉口部病变指引导管定位

当治疗严重主动脉 – 冠状动脉口部病变时，在开始挂导管到位及导丝通过时一定要格外小心，避免导管在病变中楔入（可导致缺血或动脉夹层和闭塞）。这可从压力曲线衰减的图形中发现。在支架定位时，指引导管必须脱离口部，这会导致造影清晰度降低和系统操作稳定性减弱。支架释放后，导管需重新进入血管再进行后扩或远端病变的治疗。这些导管、导丝和器械相互间的操作需要专门的技巧和经验才能完成。

（三）病变评估

1. 血管内超声（intravascular ultrasound，IVUS） 是一种非生理学检测，在严重口部病变评估方面有一些局限性：在回退时，需要导管脱离口部，这会造成不同轴的影像，从而高估腔面积。IVUS可对口部病变进行以下方面的评估。

（1）判断是否存在严重的主动脉 – 冠状动脉口部病变。有时由于痉挛，造影显示口部狭窄，而 IVUS 证实只有较少的斑块，从而可避免介入治疗。

（2）评估血管直径和面积，以指导支架的选择。

（3）评估支架扩张释放后的准确性。对于左主干病变，更有必要进行 IUVS。

（4）评估钙化程度及是否需要用辅助器械。

（5）评估口部再狭窄，以判断口部病变是否全覆盖、支架大小是否合适及扩张是否充分。

（6）在决定治疗策略前评估血管病变的近端和分支是否有病变存在。

2. 血流储备分数（fractional flow reserve，FFR）

（1）主动脉开口病变：用FFR压力导丝测定来评估主动脉开口病变可能是有价值的，但是需要注意以下几点。

1）导丝进入冠状动脉血管前，在升主动脉内时要稳定均衡。

2）在FFR测定时指引导管要脱离冠状动脉口，不要阻断血流。

3）理想的方式是选择静脉输注腺苷，因为冠状动脉内给予腺苷时需要导管选择性注射并快速脱离冠状动脉口，才能进行FFR测定，需要具有一定的操作技巧。

（2）冠状动脉分支开口病变：多项FFR研究显示明显的冠状动脉分支开口严重狭窄程度与是否引起缺血之间缺乏联系。同时也发现对单纯对角支口部严重狭窄病变行介入治疗患者比仅行药物保守治疗患者更易发生严重心绞痛，且再住院、再导管介入治疗率更高。这样的结果有双重原因：一是分支血管供血较少的心肌面积且较少出现明显的症状；二是口部PCI有技术上的困难和瑕疵，从而导致支架定位不准确、支架膨胀欠佳或明显的血管压迫。

（四）病变准备（±旋磨修饰）

若口部病变有很大的钙化斑块、病变很坚硬且有明显的斑块迁移风险，可能需要斑块修饰或压实修整策略，这时就要使用附属器械，如旋磨切除，但这会增加操作的复杂性和器械相关的并发症等。

（1）对于所有病例，用小于血管直径的半顺应性或非顺应性球囊进行预扩，以评估病变的顺应性和改善冠状动脉血流，这有助于准确地选择支架大小及支架顺利植入。

（2）如果一个半顺应性球囊不能完全扩张，要另外用等同或较小尺寸的非顺应性球囊用更大的压力扩张。

（3）对于明显的纤维化或中等程度钙化的口部病变，要使用切割球囊，如用 Flextome®（Boston Scientific，Natick，MA，USA）切割球囊，球囊表面纵向每 5mm 就有铰链点镶嵌 3～4 个微外科刀片。待球囊充压膨胀后即可切割粥样斑块。这种扩张力可产生纵向撕裂及更多的斑块破裂，从而产生更大的管腔，而传统的普通球囊高压扩张则会产生多处环形夹层。由于潜在的冠状动脉穿孔风险，扩张球囊与血管的直径比为 1 : 1，充气压力为 6～10atm（1atm=101 325Pa）。若病变严重狭窄及迂曲，切割球囊很难通过，就要选择棘突球囊如 AngioSculpt®（Angioscore Inc.，Fremont，CA，USA）或 ScoreFlex™（OrbusNeich，Hong Kong），也可选择更多的同行导丝以达到更大的支撑力。

（4）对于严重钙化病变，一开始就要考虑用斑块旋磨术（rotational atherectomy）来修饰斑块或压实修整。除限制分叉部位的斑块移位外，也可使支架膨胀最大化，从而减少再狭窄。

（5）定向斑块切除术（directional atherectomy）曾经用于口部病变的压实修整，可立即使管腔增大，但会有更多的围术期并发症。因此不再大范围使用了，除非在特殊情况下使用。

（6）准分子激光斑块切除术（excimer laser atherectomy）在球囊扩张成形术时代就已用于口部病变，两者有不同的结果。当前该技术也不广泛使用了，除非在某些特殊情况下使用。在口部病变行PCI 时进行斑块修饰也许有一定的作用，尤其是在局部球囊扩不开或者旋磨导丝不能通过及旋磨没有成功时使用。

（五）支架定位

口部病变 PCI 需要很精确的支架定位来获得病变部位全覆盖，以免不必要的近端凸出导致主支血管阻塞或过度悬挂到主动脉（图3-2）。再次强调支架是在球囊上不透放射线的标记点之内，因此近端标记点一定要在任何口部病变的口部近端。

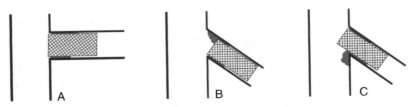

图3-2　口部病变PCI后支架理想角度（A）和非理想角度（B和C）比较

1. 正确定位的难点

（1）不能用合适的冠状动脉造影体位来准确地显示口部和减少短缩或重叠。角度不同，结果会有明显的不同，所以要多个体位投照，甚至选择非标准体位，有时要把患者上肢置于头顶，取左足位（LAO 90°，足位32°）等投照，这样才能清晰地显示口部，避免重叠。当然，这需要医师的毅力和耐力。

（2）由于指引导管脱离冠状动脉口及较少的造影剂进入冠状动脉显影，主动脉口部病变往往缺乏最佳的影像结果。

（3）心脏收缩运动使支架不停地过度运动，这个问题在LAD（左前降支）口部支架植入时尤其明显，LAD支架震荡将影响支架植入的准确性。

（4）如图3-2所示，一些病例要达到准确植入支架，根据角度不同，支架近端要凸出一些。这将影响主支或分支血管，因为"铲雪"效应（"snow-plough" effect）会造成斑块移位。角度越大（锐角越大），不能准确定位的风险就越大。一些术者建议的理想角度是＞75°。图3-3比较了理想的和不理想的支架植入位置与角度。需要注意的是，不论开始造影诊断时分叉角度如何，当导丝进入血管及支架导管进入后均有将血管拉直的效应。因此，一个好的理想的口部支架植入应该没有明显挤压非支架植入的血管，即使在导丝退出后也应该没有明显的挤压。

2. 口部病变成功定位的要点

（1）造影角度：用多体位角度造影，以减少短缩或重叠，建议投照角度见表3-1。

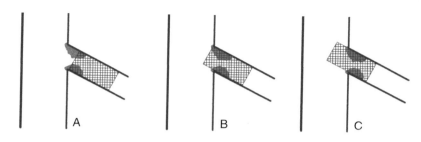

图 3-3 口部病变支架植入（B 正确）

表 3-1 不同冠状动脉口部病变及建议投照位

口部血管	建议投照位
左主干（LMS）	正头位（AP cranial）或左前斜头位（LAO cranial）
右冠状动脉（RCA）	左前斜位（LAO）或左前斜足位（LAO caudal）（较理想）
左前降支（LAD）	足位结合判断：左足位（是标准体位，能显示与中间支或回旋支的最小重叠，但有更多的短缩）；右前斜足位（RAO caudal）
左回旋支（Cx）	左足位常最佳，但如果重叠，就用左前斜头位（LAO cranial）
桥血管	对于右冠状动脉桥血管（如同原位 RCA），常选择左前位或左足位；对于左冠状动脉桥血管，常选右前斜位（RAO）（常显示最小的短缩）

（2）指引导管脱离：主动脉－冠状动脉口部病变支架植入需要导管脱离冠状动脉口和精细操作控制导管，但要能看见并避免支架及导丝脱垂到主动脉内。虽然技术及技巧是优先考虑的，但下面的选择也很关键并且十分有用。

1）把支架大约放置到口部位置后，通过打开 Tuohy-Borst 连接器，前向用力指引导丝并促进支架的植入。

优点：具有方便校对支架位置的特点，允许导管的微小运动。

缺点：系统的张力增加具有矫枉过正的风险或使导丝前向滑动。

2）支架近端的标记正好在导管的外面，但全覆盖在血管内，拧紧 Tuohy-Borst 连接器，作为一个整体回退导管和支架导管，导丝也可与整个系统一起退回。

优点： 预防推/拉效应引起支架与导管头端的相对运动，允许造影注射更接近支架的近端。

缺点： 推送系统的张力和指引导丝缺位时可能导致支架导管脱垂及导丝进入主动脉，再进入一个同行导丝可能会有帮助。

3）少部分支架充盈：如果支架的近端覆盖了冠状动脉口部但仍在指引导管内，充盈支架球囊压力至 6 ～ 8atm 及以下时可使支架与血管壁接触并有摩擦力。支架导管位置固定且 Tuohy-Borst 连接器打开时，指引导管能在球囊充分充盈前滑出支架近端部位。

优点： 因为导管在口部内或离口部很近，最后可能在有运动前得到好的影像可视效果。

缺点： 如果支架不能充分地与血管壁接触，则部分充盈的支架有回缩的风险。

4）用 Judkins 导管从 RCA 口部脱离时，当导丝进入血管后，以微小的逆时针方向旋转退出导管。一旦导管脱离不能稳固位置，需要将导管再向前进一些。

（3）减少呼吸或心肌运动的影响

1）呼吸运动：清醒的患者停止呼吸可以最大限度地满足在相对短的时间窗进行支架定位。当然需要先进行一个短的代偿性的深吸气运动（一些人可能忍受不了）。一个代替的方法是进行轻轻的浅呼吸。

2）心肌运动：在行 LAD 口部治疗时，心肌运动是最常见的问题。药物治疗方法（如用艾司洛尔、腺苷和阿托品等）和快速的心室起搏可以减少或减慢心肌运动，所有这些都会引起患者短暂的不适，且达不到预期效果。部分预膨胀技术（在基本定位后，用 2atm

压力膨胀支架球囊）也许有用。这将增加支架的稳定性和减少震荡，同时在支架完全展开之前仍可允许支架的精确调整。

（4）特殊支架定位的技术

1）支架回拉技术（stent draw-back technique）：这是由Schwartz等描述并提出的非主动脉口部治疗技术，通常需要在非靶病变血管中越过含口部病变的分叉处放置第2根导丝。支架首先沿着靶病变血管导丝进入并越过狭窄病变处。用一个顺应性球囊（稍小于分叉近端主血管直径）沿着第2根导丝进入靶血管口部相对的位置。然后球囊以小压力（6～8atm）充盈，将未释放的支架导管回拉后退，直至顶到充盈的球囊，看到凹陷时立即充盈支架球囊并释放支架，然后将两球囊抽瘪回缩。

一个实例的IVUS结果显示，PCI治疗LAD口部病变时，将另外一个球囊置于左主干和Cx。IVUS分别从Cx和LAD回撤进入左主干，以确认是否覆盖口部病变，同时确认支架凸出程度最小。

这种技术适用于角度＞75°的分叉病变，分叉病变角度更大时效果更好。优选7F指引导管以达到最小的摩擦及最好的造影图像。

优点：增加触觉以帮助支架定位。可以预防支架震荡及支架近端过多地伸出，同时防止斑块移位以保护边支。

缺点：由于支架近端边缘与输送支架球囊近端边缘存在空隙，支架定位会比预期的多进入靶血管内一些，因此在回撤支架时，需要看到所垫充气球囊的凹陷出现，也要关注球囊充气位置的再狭窄可能，再狭窄较少发生于较低的压力充盈及没有病变的血管。最近的一系列研究显示，尽管有球囊创伤导致再狭窄的风险，但此方法具有较高的手术操作成功率及较低的管腔丢失，随后的血管重建率比对照组（非回拉组）明显降低（5% vs. 20%，P=0.03）。

2）Szabo技术或"尾随导丝"（tail-wire）技术：Szabo及其同事在2005年TCT（经导管心血管治疗）大会上首次报道了此项技术，此技术将第2根导丝置于主动脉中抛锚固定冠状动脉到主动脉的口部支架，以确保支架的精确定位植入。这种技术的有效性在动物模型中得到清晰显示并成功用于 3 位患者的治疗。此技术随后在更大的病例系列研究中使用并由 IVUS 证实了其支架植入位置的正确性，当然也包含了非主动脉 – 冠状动脉开口病变的使用。图 3-4 逐步显示了此项技术用于 LAD 口部病变的支架植入。

　　首先，将两根导丝分别置入 LAD 和 Cx 中，支架常规从 LAD 导丝中进入，但在进入导管之前，位于 Cx 中的导丝末端（近端、硬端）要小心地从卷曲的支架最近端支架丝网眼中穿过（图 3-4A）（穿过支架丝网眼时绝对要小心，不要损伤支架球囊），在额外灯光照射下进行，使支架外套外退暴露支架最近端支架丝网眼，支架球囊接压力泵时要无空气对接，逐渐小心旋转充气，使压力逐步扩大，边观察边充气，直至观察到支架最近端支架丝网眼呈喇叭状张开时，立即停止充压并使支架球囊放气，一般最大充气压为 3 ～ 4atm 即可完成。然后回旋压力泵，不要回抽，回旋压力泵到负压直至膨胀的球囊完全回缩塌陷，清晰地暴露出支架末端张开的支架丝网眼，这样抛锚导丝就可很容易地穿过最后一个支架丝网眼。此时，Cx 中的导丝末端（近端、硬端）要小心地在灯光下从支架最近端膨胀的支架丝网眼中穿过，拉直导丝后，小心地退出支架外套，靶病变血管中的导丝末端进入支架中心腔并穿出支架，注意保持两导丝位置平行固定分离（千万不能缠绕，可在事先预扩时确保两导丝已经固定分离且未缠绕）。然后用手小心捏回张开的末端支架丝网眼，使其与支架其他部位同程度回缩。假如没有支架套或者支架套已拔出不能用，就只能用手指挤压捏住支架中远端部位，留出近端 1 ～ 2 个网眼，将支架球囊缓慢充气到 3 ～ 4atm，当看到支架近端呈喇叭状张开时，立即将球囊放气，然后再用手指把张开的支架网眼丝捏回到支架球囊上，其余步骤同前文（此方法尽量少用）。

　　支架导管将沿着两根导丝自由无阻力前行到病变部位，直至抛锚导丝或尾随导丝阻止其前行为止〔有时由于导丝互相缠绕，前行有阻力，此时不要强行前进，需要回撤抛锚导丝使远端缠绕部分分离，一般要回退到支架远端平齐时才能分离，小心不要脱离网眼，再次前行抛锚导丝到非病变血管（Cx）远端，尽可能远，这样抛锚导丝的支撑力较强〕。选择正确的位置，使抛锚导丝在分叉处有轻微的弯曲即可，再次在合适体位造影下确认支架位置未明显凸出，即可释放支架，压力从 6 ～ 8atm 至 8 ～ 14atm 为正常膨胀压力（normal pressure，NP）（图 3-4B）。然后，将 Cx 中的导丝撤出并重新从支架外进入 Cx 中，LAD 支架球囊后退 1 ～ 3mm 后再次高压力（14 ～ 18atm）扩张，随后常规再用比支架尺寸大一号的非顺应性球囊高压力（16 ～ 20atm）后扩。

　　这种技术可使支架全部释放并完全覆盖口部，而且支架丝不会影响 Cx，也不会后退到左主干中（图 3-4C）。

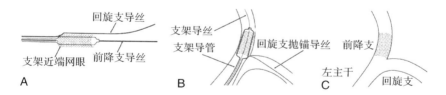

图 3-4　PCI 时用 Szabo 技术治疗前降支口部病变的分解示意图

A. 在回旋支中的抛锚导丝近末端穿过卷缩支架最近端的支架丝网眼；B. 支架前行到病变部位直至抛锚导丝阻止其进一步前向移动，支架球囊充气（压力 6 ～ 8atm 至正常充气压），然后可以很容易地撤出抛锚导丝；C. 更高压力充气至满意的形状及位置

　　使用 Szabo 技术要注意以下几点：第一，导管要有足够的支撑力，能使支架稳固地前行并通过分叉及斑块隆凸处。第二，用 6F 大腔导管或 7F 指引导管可以减少摩擦并减小支架丝断裂风险。第三，将抛锚导丝尽量置于边支或主动脉，越远越好，这样导丝支撑

杆部分就会越过口部位置。第四，病变一定要预处理好（切割、后扩球囊充分扩张及必要时旋磨），以减少支架不能通过病变处的风险，以及支架退回导管内（体外扩张的支架丝网眼需人工用手指捏回到球囊上）时支架脱离支架球囊的风险。

优点：支架定位不依赖于最佳的造影体位，也能避免位置不能清楚显示或近端延伸。

缺点：抛锚导丝有损伤支架球囊的风险（用前文提到的技巧以尽可能地避免），在导管中前行时支架有折断的风险（用较大腔或 7F 导管可减少此风险）；如果支架回退进导管，支架有脱离的风险，抛锚导丝有拔不出的风险（在正常压力以下释放支架一般不会出现拔不出的风险，如果在低压充气时就退出抛锚导丝，该风险更低）。

（六）支架偏小、膨胀不全和后扩

没有足够尺寸的支架或膨胀不全或高估支架膨胀程度将会导致较高的造影再狭窄率及靶病变重建率。当治疗口部病变时，这是常见的失败原因，其次也有以下原因。

（1）近端有严重的狭窄，导致长期的血流充盈不足，因此会低估真腔直径，选择较小尺寸的支架。

（2）要关注近端或远端边缘夹层的可能或支架压迫影响边支血管，从而需要选择保守尺寸大小的支架及低压力充气释放支架，以预防再狭窄的可能。

（3）口部纤维化或钙化的存在也会限制支架的膨胀或导致过度弹性回缩，因此病变部位准备是很重要的一步。

（4）对于主动脉 – 冠状动脉开口病变，圆柱状的支架进入漏斗状的病变解剖部位将会导致支架与管腔不匹配和支架植入错位的风险。

即使造影结果看起来很满意，也要建议常规行非顺应性球囊高压后扩张，以达到最大支架管腔面积。

三、特殊情况——PCI后口部再狭窄

此前分叉部位已进行过PCI而后发展的口部病变可能很难处理治疗，能否治疗从某种程度上依赖于狭窄是否在此前已植入支架的分支上。

（一）主支有支架、边支无支架的口部狭窄

（1）如果边支（side-branch，SB）是对角支或钝缘支（OM）血管，而且血流分级是TIMI 3级，最佳策略是不处理。

（2）受影响的血管为较大边支口部狭窄时，要进行压力导丝检查，FFR > 0.75。

（3）如果边支是大血管，如是主Cx，且角度适合，可用T支架术（用或不用支架回拉技术均可）。可替换的方法是用球囊反mini-crush技术或药物球囊治疗（或者两者联合使用，如左主干前分叉病变，此前支架植入前降支及左主干中，此次回旋支口部严重狭窄，可在回旋支口部植入支架，用反mini-crush技术，然后在左主干和前降支用药物球囊治疗）。

（二）口部支架内再狭窄的治疗

当此前植入支架的口部发生再狭窄时，必须行IVUS检查以确定支架是否将口部全覆盖，以及提供其他信息如血管直径大小和再狭窄的机制（支架膨胀不全、药物作用失败导致新生内膜形成等）。治疗选择包括针对新生组织的高压球囊成形术、切割球囊成形术或激光切割成形术及药物球囊成形术等。尽量不再用支架治疗，但在需要时偶然使用也是必需的。涉及大血管的某些病例，外科搭桥也许是最佳策略。

四、特殊口部支架器械

虽然没有专门针对冠状动脉口部设计的支架，但近年来的技术革新发展尤其是主动脉口部支架的应用为支架定位和主动脉口部位

置判断不匹配的问题提供了帮助。

（一）BullsEye™肾动脉口部支架系统

BullsEye™口部支架系统（SquareOne Inc., Campbell, CA, USA）是专门针对肾动脉支架植入而设计的，包含一个支架和双球囊输送平台。支架进入病变位置后，主动脉内的球形近端球囊充气扩张以促进靶病变口部位置定位，随后近端支架的支架丝呈喇叭状扩张以提高定位准确性。动物实验使用及当前在人体评估支架的BOSS-1研究都证实了其使用的有效性和易操作性。目前还没有专门用于冠状动脉的该产品版本，但相信不久的将来即可变成现实。

（二）The Ostial Pro™支架系统

The Ostial Pro™支架系统（Ostial Solutions, Kalamazoo, MI, USA）是一种由镍钛诺（合金）构成的镍钛合金杆器械，可与标准支架技术结合使用，帮助主动脉–冠状动脉开口支架的精确定位。扩张的镍钛合金杆可阻止指引导管进入靶血管内，可以标记主动脉壁的平面，并使指引导管头端和主动脉口部平面平齐。此器械经FDA批准可商用。

五、技术要点

（1）确认是否适合口部PCI技术［与全覆盖分支PCI技术或CABG（冠状动脉搭桥术）相比］。

（2）指引导管选择对于主动脉口部病变至关重要。

（3）使用最佳合适的、没有互相重叠的、没有短缩的造影位置图像。

（4）使用IVUS来评估近段或分支病变程度、钙化程度、参考血管直径和支架释放膨胀情况。

（5）充分的病变部位准备（可配合使用辅助器械）。

（6）使用药物支架、裸支架或药物球囊。

（7）定位支架近端标记到病变部位的近端。

（8）减少支架震荡屏住呼吸或浅呼吸，尤其是在充气扩张前期。

（9）在主动脉或边支使用标记导丝。

（10）当传统定位困难时，可使用支架回拉技术或 Szabo 技术。

（11）必须用高压非顺应性球囊后扩。

（杨胜利　周小波　詹小娜　韩　滨）

第 4 章

冠状动脉口部病变介入诊疗技术并发症及对策

冠状动脉口部病变介入诊疗技术常见并发症及治疗技巧和要点见表 4-1。

表 4-1　冠状动脉口部病变介入诊疗技术常见并发症及治疗技巧和要点

并发症	治疗技巧和要点
指引导管导致的主动脉 – 冠状动脉口部的夹层或闭塞	• 用较低主动支撑力的导管并仔细轻柔地操作导管 • 在导管到位之前预置好导丝，到位挂上冠状动脉后快速进入导丝 • RCA 口部导管脱离口部时要逆时针旋转导管 • 使用同轴双导管技术
地理位置缺失导致再狭窄及进一步需要支架补救的风险（图 4-1）	• 选择最佳的造影体位，以显示支架近端标记符号的位置 • 娴熟的指引导管到位及脱离冠状动脉血管的操作技术 • 支架部分预充气扩张技术 • 支架回拉技术（非主动脉 – 冠状动脉口部病变位置）或 Szabo 技术
支架近端过度凸出	• 足够的病变部位准备以预防支架通过失败的可能 • 平行导丝（buddy wire）技术以提供支撑力，或者标记边支或主动脉以辅助定位 • 支架回拉技术（非主动脉 – 冠状动脉口部病变位置）或 Szabo 技术

续表

并发症	治疗技巧和要点
斑块移位或边支闭塞	• 准确的支架定位 • 预留导丝到边支内以保护边支 • 用硝酸甘油解除血管痉挛 • 边支 PTCA（经皮腔内冠状动脉成形术，有时候需要用支架）并行球囊对吻技术
在主动脉 – 冠状动脉口部支架植入术后指引导管位置脱失	• 在球囊回撤前经过球囊同轴化再次到位（re-engage） • 平行导丝提供支撑 / 杠杆使指引导管再次到位
未能得到足够的支架膨胀（失败或膨胀不全）	• 使用切割球囊或旋磨达到正确合适的病变部位 • 高压非顺应性球囊充分后扩 • IVUS 指导指引支架选择和评估支架膨胀情况
边缘夹层或穿孔（图 4-1）	• 避免支架在明显有斑块的边缘处释放（IVUS 有助于辨识） • 如果在支架释放时要用高压力及有严重钙化，则要选择直径小于血管直径 0.25 ~ 0.5 mm（1 ~ 2 个型号）的支架，然后用正确尺寸的非顺应性球囊（等于或大于所选支架直径 1 ~ 2 个型号的非顺应性球囊）对支架进行后扩

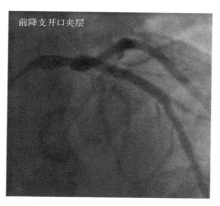

前降支开口夹层

图 4-1 支架植入位置过远，需要在口部再植入一枚支架。足位显示支架未盖住口部；头位显示近端边缘到左主干内有夹层

口部病变治疗并发症除了表 4-1 中所列较特殊的并发症之外，还有与所有介入治疗相同的并发症出现，所以大多数并发症与非口部病变介入治疗发生率无明显差别。不论何种并发症，一旦出现，均应积极予以处理。

一、并发症的预测因素

（一）年龄

虽然近年来介入诊疗技术已取得了长足的进步，但 70 岁以上高龄患者发生并发症的可能性仍明显高于较年轻的患者。

（二）性别

国外多中心研究发现，尽管现在男、女性的手术成功率相当，但介入治疗术后女性的院内死亡率及其他并发症发生率仍高于男性。

进一步分析显示，患者体表面积较小是死亡率增高的重要原因，因而提出通过体表面积（小于 $1.6m^2$ 时死亡率升高）（而不是性别）能更精确地评估介入治疗的死亡风险。体表面积与介入治疗死亡风险间关系的病理机制尚不清楚。有人发现体表面积与冠状动脉大小有关，而较小的血管为冠状动脉夹层、急性闭塞及其他并发症的独立预测因子。

尽管在去掉体表面积等因素后，性别与死亡无明显关系，但女性仍与脑卒中、心肌梗死、血管并发症等相关。需注意的是，鞘管的选择和肝素剂量可减少血管并发症的发生。

（三）冠状动脉病变特征

冠状动脉病变的形态及严重程度直接影响冠状动脉介入治疗的效果与成败。2012 年，ACC（美国心脏病学会）/AHA（美国心脏协会）根据冠状动脉病变特征与介入治疗风险的关系，将冠状动脉病变分为高危、中危、低危三大类（表 4-2），认为对完全闭塞血管，特别是慢性完全闭塞病变（3 个月以上）、弥漫长病变、扭曲成角病变（＞ 45°）、严重钙化病变、造影可见的冠状动脉内血栓、保护困难的大分支血管及开口病变进行介入治疗，发生并发症的危险性明显增加。

表 4-2 2012 年美国冠状动脉血运重建治疗适用标准中所应用的危险评分和分层

高危（年死亡率≥ 3%）	中危（年死亡率 1%～ 3%）	低危（年死亡率 ≤ 1%）
• 静息或负荷左心室射血分数（LVEF）＜ 35%	• 静息 LVEF 为 35% ～ 49%	
• 运动试验评分≤ –11 分	• 运动试验评分 –11 ～ 5 分	• 运动试验评分 ≥ 5 分
• 负荷试验诱导的大面积的灌注不足（尤其是前壁）	• 负荷试验诱导的中度灌注不足，不伴左心室扩大或肺摄取 ^{201}Tl 增加	• 静息或负荷时无心肌灌注不足或仅有小面积的心肌灌注不足
• 负荷试验诱导的多处中等面积的灌注不足 • 大面积、固定的灌注不足伴左心室扩大或肺摄取 ^{201}Tl 增加 • 负荷试验诱导的中度灌注不足伴左室扩大或肺摄取 ^{201}Tl 增加 • 心率＜ 120 次 / 分、静息或小剂量多巴酚丁胺 [≤ 10μg/（kg·min）] 负荷情况下，超声心动图显示节段性室壁运动异常（至少 3 个节段） • 负荷超声心动图提示广泛心肌缺血	• 大剂量多巴酚丁胺［＞ 10μg/（kg·min）］负荷情况下，超声心动图显示节段性室壁运动异常（1 ～ 2 个节段）	• 负荷超声心动图显示无节段性室壁运动异常

2018 年欧洲心脏病学会（ESC）心肌血运重建指南指出，对多

支血管病变的患者均应进行危险评分和危险分层，用于预测心肌血运重建手术死亡率或术后主要不良心血管事件发生率，从而为选择适宜的血运重建方法提供参考。

常用的 SYNTAX 评分是把各种病变部位、病变的长度、血管情况等因素综合在一起进行积分，积分低的病变相对简单，积分高的病变复杂。故应做好术前评估，正确选择适应证，避免不当选择造成的并发症。低积分：0～22分；中积分：23～32分；高积分：≥ 33 分。

（四）疾病状态

急性心肌梗死、不稳定型心绞痛、心功能不全、合并脑血管意外、周围血管疾病、糖尿病、慢性阻塞性肺疾病、肾功能不全或血肌酐大于2mg/dl者，严重并发症发生率较其他患者明显增高。有文献指出，C反应蛋白（CRP）是预测术后再狭窄的独立预测因子，PCI前的糖尿病因素、增高的 NF-κB、CRP 水平（> 0.3 mg/dl）、血清 IL-6 水平是术中急性血管并发症的高风险预测因素。

（五）操作技术熟练程度

（1）介入诊疗技术均有一个明显的学习曲线，经桡动脉介入术因操作难度大于经股动脉途径，故操作技术熟练程度与并发症的发生具有相关性。

（2）由技术原因造成的并发症多由器械选择不当和术中操作不当引起。

1）穿刺技术不熟练、多次穿刺桡动脉可造成桡动脉痉挛和损伤，导致穿刺失败和出血等局部并发症增加。

2）将造影管过深插入冠状动脉，可导致冠状动脉急性缺血，出现室性心动过速、心室颤动等严重心律失常。

3）将指引导管反复深插入冠状动脉，可导致冠状动脉口部损伤和长时间阻塞冠状动脉血流，造成冠状动脉灌注量降低，严重者可造成冠状动脉内膜撕裂、冠状动脉夹层形成。

4）球囊及支架尺寸选择不当（球囊直径/支架直径>1.2），尤其是在处理细小、扭曲、钙化严重的病变时，容易造成冠状动脉严重撕裂。

二、局部并发症（穿刺部位血管并发症）

（一）穿刺部位出血

（1）由于桡动脉比较表浅、易于压迫止血，故大出血者少见。但是，如果术后压迫止血不牢靠、不注意腕部制动或围术期应用大量抗凝剂等，仍可导致局部出血、皮下瘀斑，出血较多时可在局部及前臂形成血肿。

（2）据文献报道，经桡动脉穿刺的血肿发生率为0～21%，需要外科修补的假性动脉瘤发生率仅0.1%，没有严重的出血发生。

（3）预防与处理

1）严密观察：介入术后应常规加压包扎3～4小时，可用弹性绷带、止血器等，注意刚开始时压迫的力量较大，如手部肿胀明显、发绀等，提示同时阻断了尺动脉及桡静脉，应逐渐减少压迫力量，同时注意观察局部有无渗血及近心端有无肿胀，如解除压迫后肿胀加重，表明穿刺部位出血。

2）腕部制动。

3）彻底止血：术后止血应彻底。如有出血，应再次加压包扎，2小时后再次检查。如不能确定止血是否彻底，应在血管超声指导下进行止血。

4）出血较多者应暂停使用抗凝血药物。

5）皮下淤血及血肿一般可于2～4周自行吸收，必要时可给予理疗促进血肿吸收。

6）若患者前臂掌侧迅速肿胀，疼痛难忍，腕部活动障碍，要警惕骨筋膜室综合征的发生，一旦出现，在制动止血的基础上，可采用神经阻滞麻醉合并硫酸镁湿敷，密切观察肢端血供；必要时外科行切开减张术。

（二）血管痉挛

经桡动脉途径的血管比较细小，穿刺过程中或介入诊疗中，桡动脉及肱动脉或锁骨下动脉可发生痉挛。

Goldberg 等报道经桡动脉冠状动脉介入诊疗的动脉痉挛发生率为30%，认为可能与高血压、周围血管病、服用β受体阻滞剂等有关。

反复穿刺及患者精神高度紧张可引起桡动脉痉挛，导致穿刺失败，为此，术前应向患者做好解释工作，消除其紧张情绪，手术时应尽量争取一次穿刺成功，如穿刺失败，宜休息片刻，待痉挛缓解后再行穿刺。

穿刺成功、置入鞘管后向桡动脉内注射硝酸甘油 1 ～ 2mg（或硝酸异山梨酯 3mg）和维拉帕米 2.5 ～ 5mg（"抗痉挛鸡尾酒"）、选用 6F 指引导管、轻柔操作可减少血管痉挛的发生概率。

导管操作阻力增大提示桡动脉痉挛，此时应暂停操作，并向桡动脉内注入硝酸甘油和维拉帕米（或地尔硫草）以缓解痉挛。

若痉挛严重、持续时间较长，应改经其他径路进行手术，术后静脉给予地西泮，待痉挛缓解后再将导管撤出，切忌粗暴拔除，以免引起严重后果。

（三）桡动脉闭塞

由于桡动脉比较细小，穿刺时容易穿透血管，对血管的损伤相对较大，如果术后压迫过紧，更容易导致术后桡动脉闭塞。

但因桡动脉与尺动脉之间有良好的侧支循环，桡动脉闭塞后常不会出现缺血症状。

经桡动脉冠状动脉介入手术造成的无症状性桡动脉闭塞发生率为 6% ～ 10%。

Nagai 等运用多普勒超声研究发现，经桡动脉介入术后桡动脉直径普遍会慢性缩小，虽然只有 2% 的患者出现术后桡动脉搏动消失，但多普勒血管超声显示有 9% 的患者发生桡动脉闭塞，其中

60% 能够自发再通，而当动脉鞘管直径大于桡动脉直径时容易发生血管的弥漫性狭窄。

预防：术前严格施行艾伦（Allen）试验，阳性者方可经桡动脉途径行介入术。必要时可行多普勒超声了解手部血供情况，以避免桡动脉闭塞后出现手部缺血的病例入选。

（四）血栓形成

血栓形成发生率 < 1%，原因为血管内皮损伤，暴露内皮下胶原及释放组织因子，分别启动内源性和外源性凝血过程；血流状态发生改变，流速减慢、形成涡流。主要临床表现为疼痛、皮温降低、皮肤苍白、脉搏变细甚至无脉。

可利用多普勒超声帮助诊断；防治上主要注意避免长期放置鞘管，选择血管搏动好的地方穿刺；术中发现血栓应立即加强肝素化，也可试行局部动脉内溶栓，抽吸血栓，或行外科血栓切除术。

三、心脏并发症

（一）低血压

（1）冠心病介入诊断和治疗中常见发生低血压，严重者可表现为心源性休克。低血压的发生有以下几种原因。

1）造影导管刺激导致冠状动脉口痉挛或导管嵌顿冠状动脉口，尤以右冠状动脉多见。

2）血容量不足：多因术前禁饮食时间过长，术中有一定液体丢失而术后补液量不够引起。

3）血管迷走神经反射。

4）急性冠状动脉闭塞或心脏压塞：常合并难以纠正的低血压，预后差。

（2）对低血压的处理，首先要分析原因，然后对因治疗。

（3）由冠状动脉口痉挛或嵌顿引起低血压者，撤出导管后多数血压能很快恢复，必要时可于冠状动脉内注入硝酸甘油以解除痉挛，或使用多巴胺等药物升高血压。

（4）心源性休克时应及时进行主动脉内球囊反搏（IABP），以改善冠状动脉供血和心泵功能，待心电、血压稳定后再逐渐撤离上述装置。

（二）血管迷走神经反射

血管迷走神经反射在PCI后较常见，发生率为3%～5%。多年来临床一直认为，拔除鞘管时血管迷走神经反射的发作是短暂的，大多数呈良性经过。但近年来，随着PCI的指征放宽，迷走神经反射重症病例的发生率及危险程度已有所增加。在迷走神经反射发生后，如果动脉血压在10～60分钟不能恢复至正常（平均动脉压≤10.7kPa），则冠状动脉灌注压明显下降，血流缓慢，使球囊扩张、支架放置部位血栓形成的危险性增高。有血管迷走神经反射并发急性冠状动脉闭塞者的报道。

综上所述，预防和及时处理迷走神经反射，对于行冠心病介入治疗术的患者具有极为重要的意义。

血管迷走神经反射亦称血管抑制性（迷走性）晕厥或单纯性晕厥，其主要机制是各种刺激因素作用于皮质中枢或下丘脑，使胆碱能自主神经的张力突然增加，引起内脏及肌肉内小血管强烈反射性扩张，导致血压急剧下降，心率迅速减慢。患者常表现为面色苍白、血压下降、心率减慢、出冷汗、恶心伴或不伴呕吐、视物模糊等。这一征象常在介入手术后拔管时或拔管后30分钟左右发生，故又称拔管综合征。

有学者认为，血管迷走神经反射性低血压可能还与造影剂排泄慢有关，故在术前训练患者练习深吸气后屏气及咳嗽对促进造影剂从冠状动脉排出非常重要。患者禁食时间超过4～6小时，补液量不足，精神过度紧张，动脉穿刺部位有血肿，局部按压力量过猛、疼痛剧烈等因素可增加血管迷走神经反射发生率。

为预防血管迷走神经反射的发生，术前禁食时间应尽量少于4

小时；术中动脉穿刺力争一次成功，减少动脉损伤；拔管前应向患者做好解释工作，消除其恐惧和紧张心理，并应进行充分的局部麻醉，避免疼痛。有报道称拔管前先快速补液可预防血管迷走神经反射的发生。

拔管后应密切观察，一旦发生血管迷走神经反射，应立即将患者头部放平或置于头低足高位，同时密切监测血压、心电、呼吸；如无心力衰竭表现，可快速静脉滴注生理盐水 500 ～ 1000ml 补充血容量并测静脉压力，以便调整进液量；心率慢时静脉注射阿托品 0.5 ～ 1mg，以阻断迷走神经反射；对于血压低者，应暂停硝酸甘油，以防药物加重低血压，并给予多巴胺 10 ～ 20μg/（kg·min）静脉滴注，提升并维持血压至术前水平。

（三）无复流现象

无复流现象是指治疗靶病变部位缺乏明显残留狭窄、夹层、痉挛、血栓及急性闭塞而存在前向血流的急剧减少（TIMI 0 ～ 1 级），或血流轻度损害（TIMI 2 级或慢血流）。

冠心病介入治疗无复流现象的发生率为 0.6% ～ 18%，与处理病变类型及所采用的技术有关，多发生于急性心肌梗死、梗死后心绞痛、不稳定型心绞痛、心源性休克患者及采用旋磨、旋切术患者。

无复流现象是严重心肌损伤和微血管损伤的标志，为心肌梗死延展、心室重塑、心功能恢复不良的预测指标，其可致死亡、再次心肌梗死及恶性心律失常的发生率明显增加。

无复流现象的临床表现与受累心肌范围、基础心功能状态及是否合并其他冠状动脉病变有关。多数患者表现为胸痛，伴心电图缺血性改变，也有部分患者无症状。还可表现为心脏传导阻滞、低血压、心肌梗死、心源性休克甚至死亡。

无复流现象的预防：无复流的发病机制尚不清楚，故目前没有有效的预防方法。有报道称采用硝酸甘油、腺苷、维拉帕米或地尔硫草（即所谓"鸡尾酒"疗法）冠状动脉内注射可使其发生率降低。

国外有报道称急性心肌梗死直接PCI患者使用阿昔单抗（abciximab）可明显降低无复流现象的发生率。目前研究证明，冠状动脉内应用腺苷、硝普钠、替罗非班和（或）尼可地尔等药物可以有效预防和治疗PCI无复流现象。

（四）冠状动脉急性闭塞

（1）冠状动脉急性闭塞是冠状动脉介入治疗中的危重并发症之一，多伴有急性心肌梗死和低心排血量，是冠心病介入治疗死亡的主要原因。

（2）根据全国第三次冠心病介入治疗病例注册登记，择期PCI的冠状动脉急性闭塞发生率为0.8%。主要因素是病例选择不当及术中操作及处理欠妥，如对左主干病变、多支B型或C型病变行介入治疗，对斑块硬化严重的病变施行较高压力球囊扩张及新技术如切割球囊、定向冠状动脉内斑块旋切术或旋磨术的过度使用等。

（3）预防

1）严格选择病例，对于左主干病变、多支复杂病变，最好行冠状动脉旁路移植术。

2）对于B型或C型病变的局部硬斑，可行球囊低压扩张，使病变充分扩张后植入支架，或应用切割球囊、定向冠状动脉内斑块旋切术或旋磨术等进行预处理，以便支架能贴切到位（尤其是近端），可有效减少急性闭塞的发生。

3）给予足够量肝素或低分子量肝素预防血栓形成。

4）术中轻柔操作，避免斑块脱落和冠状动脉夹层的发生。

（4）处理。立即冠状动脉内注入硝酸甘油200～300μg；可用rt-PA（阿替普酶等）、UK（尿激酶）或SK（链激酶）冠状动脉内溶栓，如不能再通，则再次行再血管化介入治疗或紧急CABG。

（五）冠状动脉支架脱载

随着冠状动脉介入治疗的不断普及，病变处理越来越复杂，支架脱载情况也不再罕见。脱载的支架如果没有得到及时处理，可引起冠状动脉栓塞或体循环栓塞。冠状动脉内支架脱载发生冠状动脉内血栓形成和心肌梗死的风险较高，脱载于体循环的支架可引起严重的脑血管事件。脱载支架处理最好的结局是不经过外科手术自体内取出，但支架脱载的情况及部位不同，决定了其处理方法的多样性。

支架脱载常见的处理方法有以下几种。

（1）如果脱载的支架进入外周的小动脉，通常不需要处理。

（2）如果支架脱载于冠状动脉内，导丝仍然保留在支架内，可以采用两种方法处理。一种方法是沿导丝将小球囊送于支架内，在低压扩张下回撤球囊并同时带出支架；另一种方法是小球囊扩张后，送入支架球囊，释放支架。

（3）如果导丝没有在脱载的支架内，可以采用 SNARE 系统取出脱载支架。但是需要注意，此种方法在取冠状动脉内支架时有损伤冠状动脉的风险。

（4）如果没有 SNARE 系统，还可以采用双导丝缠绕支架技术取出支架。

支架脱载处理最重要的策略在于预防，对于那些钙化严重、迂曲复杂的病变，动作一定要轻柔，切忌粗暴操作。支架植入前的病变预处理非常重要，复杂病变更是如此。问题出现后，术者需要冷静，保留支架内导丝是随后处理的关键。术者要根据脱载具体情况选择最合适的策略，以求把支架脱载后的不良后果最小化。

（六）心脏压塞

（1）冠状动脉介入治疗中，心脏压塞的发生率为 0.025% ～ 1%。

（2）心脏压塞常因导丝或导管较硬，导丝操作不当损伤心房、室壁、冠状动脉或球囊过大、加压过快造成冠状动脉破裂所致。

（3）心脏压塞表现为术后进行性血压降低、心动过速、心悸、胸闷，床旁多普勒超声有助于诊断及指导治疗。

（4）对急性心脏压塞的预防，关键在于术者技术要熟练，操作动作要轻柔，选择的导管和导丝不宜过硬。

（5）一旦发生心脏压塞，应紧急处理

1）超声确定心包积液量，立即心包穿刺减压，持续心包穿刺引流，直到心包积液量小于50ml，血压上升、心率减慢、不再继续出血，方可拔管。

2）急查红细胞、血红蛋白、血细胞比容，有适应证者应紧急输血。

3）如穿刺引流后病情仍继续恶化，提示出血继续，应行心包切开引流。

（七）心律失常

（1）严重窦性心动过缓、窦性停搏或房室传导阻滞，常伴低血压或休克。

（2）多见于右冠状动脉病变或左优势型回旋支病变。

（3）预防与处理

1）在处理右冠状动脉病变时，尤其是患者在术前已有异常表现时，术前应置入临时起搏器进行保护性起搏，以免发生意外，术中应特别注意保护窦房结动脉和房室结动脉。

2）如出现严重缓慢性心律失常，应立即静脉内注射阿托品和（或）异丙肾上腺素，如果不能纠正，紧急置入临时起搏器起搏心脏，如估计高度房室传导阻滞难以恢复，则应置入永久性起搏器。

3）严重室性心律失常，尤其是心室颤动为冠心病介入治疗术中和术后应严密防范和处理的危重并发症。多发生于多支、左主干及右冠状动脉开口处病变。术前尽量改善心肌供血、纠正电解质紊乱，造影时注意先"冒烟"观察，术中避免损伤冠状动脉、密切监护冠状动脉内压和心电图，这些都有助于预防心室颤动的发生。一旦出现，应立即给予非同步电除颤。

（八）冠状动脉夹层

冠状动脉夹层（coronary artery dissection）被美国国家心肺与

血液研究所（National Heart，Lung and Blood Institute，NHLBI）分为 6 型（A～F）。A 型：血管腔内有少许或无造影剂潴留，内膜撕裂透亮影；B 型：血管腔内有少许或无造影剂潴留，内膜撕裂成平行的双腔；C 型：假腔形成伴造影剂排空延迟；D 型：螺旋形腔内充盈缺损形成，造影剂潴留频繁扩大；E 型：新出现的持续造影剂充盈缺损；F 型：冠状动脉完全闭塞，无前向血流。

尽管 PCI 在治疗冠状动脉疾病方面能让患者获得很多益处，但在实施过程中经常出现斑块破裂和夹层形成，若处理不当，严重者会危及生命。国外文献报道医源性冠状动脉夹层（iatrogenic coronary artery dissection，ICAD）的发生率为 32.4%；我国何强等应用光学相干断层扫描（OCT）技术观察 PCI 后夹层发生率为 19.6%，发病原因主要包括冠状动脉的解剖因素、介入医师器械选择和导管操作方面的因素。

冠状动脉严重扭曲、成角、钙化、偏心性病变、在球囊扩张时对血管壁产生的剪切力不同，导致交界处血管内膜损伤、撕裂，形成夹层。长节段和弥漫性病变、慢性闭塞性病变及复杂冠状动脉病变，因病变长度增加，血管处理复杂，容易引发夹层。同时，ICAD 的发生与器械选择密切相关。导管过度深插、导管管腔直径较大、应用特殊类型指引导管（如 Amplatz 导管）及大力推注造影剂等容易造成冠状动脉开口和近段夹层。球囊或支架型号选择过大，切割球囊或双导丝球囊技术治疗血管弯曲处病变，导丝选择过硬，尤其是在复杂冠状动脉病变的处理上，更容易引发夹层。

冠状动脉造影对冠状动脉夹层的诊断主要依靠对剥脱的内膜片的识别，因为这种内膜片是可透 X 线的，所以一旦夹层假腔内血栓形成或者冠状动脉夹层仅表现为内膜下血肿，冠状动脉造影只能发现管腔的充盈缺损而无法识别夹层。而 IVUS 和 OCT 能清晰地显示血管横断面图像，对于夹层破口的定位、真假腔的鉴别及夹层原因的判断具有一定的优势，但价格偏高，操作相对复杂，尚不能全面开展。因此在实际操作中需要介入医师根据实际情况选择恰当有效的诊断方法。

若存在心肌缺血的症状或心电图变化，对于血管直径 ≥ 2.5mm 的冠状动脉夹层，迅速植入支架全程覆盖夹层区域是首选的最重要的治疗冠状动脉夹层、急性血管闭塞和减少缺血性并发症的措施。对严重夹层病变进行 PCI 治疗的同时，要做好紧急 CABG 的准备，在直接 PCI 困难而血流动力学不稳定的情况下，应及时中转为 CABG。对于无明显心肌缺血症状、血流动力学稳定、血管直径 < 2.5mm 的冠状动脉夹层，单独应用药物治疗也可取得较好的临床效果。

（九）冠状动脉穿孔

冠状动脉穿孔是 PCI 少见而严重的并发症，总的发生率为 0.1% ～ 2.5%，冠状动脉穿孔通常采用 Ellis 分型。Ⅰ型：造影剂在管腔外形成小溃疡，但没有造影剂外渗；Ⅱ型：造影剂渗入心肌或心包，但没有造影剂喷射状外渗；Ⅲ型：造影剂从 ≥ 1mm 的孔道向心包侧喷射状外渗；Ⅳ型：造影剂渗入心腔或冠状静脉窦。冠状动脉穿孔造成的后果包括死亡、急性心肌梗死、心脏压塞、动静脉瘘和动脉瘤形成等，总体死亡率约 10%。Ⅰ型穿孔一般不会发生以上严重并发症，Ⅱ型穿孔只要及时识别和处理也很少发生严重并发症，上述严重并发症通常均由Ⅲ型和Ⅳ型穿孔引起。Ⅲ型穿孔表现为造影剂快速外渗，很快散开，有研究者描述如炊烟一样。Ⅲ型穿孔患者会很快出现心脏压塞症状，表现为胸闷气短、面色苍白、出冷汗、血压下降、心率增快。最突出的表现为对升压药（常为多巴胺）没有反应的持续低血压。严重的冠状动脉穿孔处理不及时，可导致患者死亡，部分可演变成心肌梗死。冠状动脉穿孔的处理方法包括鱼精蛋白中和肝素、穿孔近端球囊封堵、植入带膜支架、血管栓塞、心包穿刺引流和急诊外科修补加旁路移植术。

（十）支架血栓

虽然整体上支架血栓的发生率不高，但一旦发生支架血栓，常会导致患者出现心肌梗死、死亡等灾难性事件，因此支架血栓的防治具有重要的临床意义。人们习惯上将支架血栓按其发生时间分类：急性支架血栓（24小时内）、亚急性支架血栓（24小时至30天）和晚期支架血栓（30天以上）。最近美国学术研究联合会（Academic Research Consortium，ARC）将支架血栓事件归为以下三类。①明确的支架血栓，冠状动脉造影证实支架植入部位和支架边缘部（近、远端5mm节段）存在血栓，同时患者在冠状动脉造影48小时内出现下列表现之一者即可定义为明确的支架血栓事件：典型胸痛症状持续20分钟以上者；急性心肌缺血的心电图改变；心肌标志物检查呈急性心肌梗死的典型动态改变。②可能性较大的支架血栓，如有以下情况则定义为可能性较大的支架血栓事件：术后30天内发生不明原因的死亡；冠状动脉支架术后任何时间内，发生支架植入血管所支配心肌区域的心肌梗死。③有可能的支架血栓，冠状动脉支架植入术30天后任何时间内发生难以解释的死亡。

支架血栓主要应侧重于预防，术前充分的抗血小板、抗凝治疗对于预防支架血栓的发生非常重要，同时术者的操作因素也直接影响支架血栓的发生风险，其中支架贴壁不良、扩张不充分等因素均是引发支架血栓的重要原因，因此PCI时术者应尽量避免不良操作因素对支架血栓事件的影响。

当怀疑出现支架血栓时，应尽快行冠状动脉造影检查以明确诊断，建议造影时多体位投照排除夹层，如果经造影确认血栓可能与支架近端或远端内膜夹层、支架未完全覆盖病变有关，可再次植入支架；对于血栓较大者，可考虑应用血栓抽吸装置或血管远端保护装置，减轻冠状动脉内血栓负荷，以减少处理后无复流的发生；当不具备再次进入导管室的条件时，如患者无溶栓禁忌证，可考虑予以溶栓药物治疗。

（十一）冠状动脉痉挛

冠状动脉痉挛指冠状动脉因各种原因引起持续性收缩而导致的

管腔狭窄甚至闭塞。在介入治疗的过程中，冠状动脉痉挛会产生明显的缺血症状，如胸痛和心肌缺血等重要术后并发症。严重的冠状动脉痉挛可能发生心律失常，甚至导致患者猝死。虽然冠状动脉痉挛发生的原因至今并未完全明确，但国内外大量研究发现，其主要与血管狭窄、异物（球囊支架、指引导管等）刺激等有关。常见临床表现包括心绞痛、低血压、心电图 ST 段抬高等。

治疗冠状动脉痉挛的重点在于对抗血管痉挛及引发痉挛的基础病变，而不是针对痉挛所引起的临床症状，如心绞痛、心律失常等。无论冠状动脉是否正常，对于发生冠状动脉痉挛的患者，可以首先在冠状动脉内注射硝酸甘油 0.2～0.4mg 或静脉滴注硝酸甘油 5～10mg 或舌下含服硝酸甘油、硝酸异山梨酯等，在硝酸甘油无效或耐药的情况下，可考虑使用非二氢吡啶类钙通道阻滞剂（CCB）。冠状动脉痉挛特别顽固的患者可以持续静脉滴注或冠状动脉内注射地尔硫䓬，由导管刺激引起冠状动脉痉挛或药物治疗无效者，应撤除心导管。

四、非心脏相关并发症

（一）造影剂相关

1. 造影剂肾病　主要指造影后 3 日内肌酐水平上升 25% 或绝对值增加 0.5mg/dl（44μmol/L）。确定的危险因素：基础肌酐清除率 > 1.5mg/dl，基础内生肌酐清除率 < 60ml/min，糖尿病肾病，慢性心力衰竭 NYHA 分级 Ⅲ～Ⅳ级，既往造影剂肾病病史，造影剂用量大，血容量不足。可能的危险因素：高血压、蛋白尿、高龄。

确定受益的药物：非诺多泮、盐水水化作用、非离子型造影剂、N–乙酰半胱氨酸。没有受益或有害的药物：甘露醇、多巴胺、强效利尿剂、钙通道阻滞剂。

2. 造影剂过敏　轻者表现为轻度风疹、瘙痒症、红斑，经常发生于使用后几分钟。重者表现为血管神经性水肿、支气管痉挛、喉头水肿，通常发生于使用后几分钟至几小时。最严重的表现为过敏反应（心力衰竭或严重低血压），可能发生于单次注射造影剂后即刻，常威胁生命，需要积极关注。需要注意的是，常见化学毒性作用如恶心、呕吐和血管迷走神经兴奋反应并不是"过敏症"的临床表现。如果需要，应马上开始治疗。

治疗造影剂过敏可使用苯海拉明、类固醇激素、肾上腺素；喉头水肿时使用支气管扩张剂治疗可能是有益的。对于化学毒性作用的治疗，可使用中枢性止吐药、阿托品等。治疗前给予皮质类固醇药物对这些化学毒性反应没有作用，但低渗透压或非离子型造影剂可能减少这些不良反应的严重性和发生率。

（二）血小板减少

PCI 围术期相关的血小板减少不仅会增加出血的发生率，而且会增加血栓的发生率。有研究表明，单用氯吡格雷血小板减少发生率为 0.6%，联合应用 GP Ⅱb/Ⅲa 受体拮抗剂则血小板减少发生率增加到 2.5% ～ 5.6%。肝素诱导的血小板减少发生率为 2% ～ 10%。

诊断抗血栓药物相关的真性血小板减少前应首先排除假性血小板减少，以免过早、错误地停用抗血栓药物。氯吡格雷引起的血小板减少表现为单纯血小板减少（发生率为 0.2% ～ 0.6%）和血栓性血小板减少性紫癜（TTP，发生率为 0.02%）。后者多发生在氯吡格雷应用后 2 周之内，也有报道发生在服用该药后 1 年。特征性表现为血小板计数降低、微血管病性溶血性贫血、肾功能改变、神经系统症状和发热。PCI 患者如怀疑氯吡格雷引起的严重血小板减少或 TTP，应首先停用氯吡格雷，同时评估患者的血栓形成风险，改用其他的抗血栓药物。小分子的 GP Ⅱb/Ⅲa 受体拮抗剂替罗非班和依替巴肽半衰期短，停药后几小时药理作用完全消失，与其相关的血小板计数降低及出血事件会很快恢复。

血小板减少的机制：肝素的直接血小板聚集作用。发生较早（PCI 后 1 ～ 5 天）。血小板计数：（50 ～ 150）× 10^9/L。持续时间短暂，通常只要肝素停用就可以改善。

（三）脑卒中

脑卒中是 PCI 中不常见但预后很差的并发症。国外大规模回顾性研究显示，其发生率为 0.38%，多发于高龄、心功能不全、糖尿病、对静脉桥血管行介入治疗及使用 IABP 装置的患者。

出血性脑卒中与缺血性脑卒中的发生率相当，亦有少数发生短暂性脑缺血发作（TIA）者。出血性脑卒中者出血部位不固定，而缺血性脑卒中常发生于主要大脑动脉供血区（近 50% 为大脑中动脉缺血）。

值得注意的是，急性心肌梗死后使用 IABP 36 ～ 48 小时者，介入治疗后脑卒中发生率高达 2.4%，可能与使用 IABP 者年龄较大、具有更多动脉粥样硬化危险因素、更严重的颈动脉及脑血管疾病有关；此外，使用 IABP 的患者应用抗凝剂的强度与时间均增加，导致出血性脑卒中的风险亦增加。

五、死亡

冠状动脉口部病变介入诊疗的死亡率为 0.5% ～ 2.3%。主要由急性冠状动脉闭塞、无复流现象、急性血栓形成、泵衰竭、心脏压塞等引起。防治的关键是术者改进技术、手术器械的合理选择和手术组人员的良好合作。

总之，要完全杜绝 PCI 并发症是不可能的，但只要细心分析每例并发症的成因，就能找到一些可纠正或须特别注意的因素，而这些因素正是减少 PCI 并发症需特别注意的地方。

（杨胜利 刘 英 王 佳 郭 鑫）

第5章

冠状动脉口部病变介入诊疗临床护理

随着心血管介入技术的广泛开展，经桡动脉行冠状动脉造影及介入治疗已成为一种有益途径，它较传统的股动脉途径有许多优点，如可减少血管和出血并发症、术后即可下床活动、缩短住院时间、减少费用等。但介入治疗毕竟是一种创伤性治疗措施，由于术中操作不当及观察不及时，以及围术期抗凝药物的使用，介入诊疗血管并发症显著增加，处理不当可导致严重并发症，因此，相关临床护理尤为重要。

一、术前护理

（一）心理护理

由责任护士根据患者的年龄、性别、性格及文化背景等特点，向患者及其家属详细介绍经桡动脉介入治疗的优点，以及手术的必要性、安全性、注意事项和可能出现的问题，利用图片及幻灯片的形式讲清手术过程。

向患者及其家属交代清楚术中可能出现的意外及术后并发症，指导患者密切配合医师进行手术，如有不适及时告知医师，以便及时给药，减轻疼痛及不适，并请手术成功的患者与之交谈，有针对性地做好患者的心理调适，消除其恐惧心理及因过度紧张而出现的桡动脉痉挛，增强对手术治疗的信心。

（二）术前准备

（1）术前做艾伦试验（即术者用双手同时压迫患者的桡动脉

和尺动脉后，嘱患者做握拳和放松动作 5 ～ 7 次至手掌变苍白，松开对尺动脉的压迫，观察手掌的颜色变化，若 10 秒内手掌颜色恢复正常为艾伦试验阳性，可以行桡动脉穿刺），判断手部血液循环情况，以免术后发生手部缺血性损伤或坏死。

（2）术前不在术肢静脉穿刺，以保护血管。

（3）常规备皮（常规在右侧手掌和腕关节上 10cm 处清洁备皮，将右前臂和手腕部的体毛刮净；腹股沟部备皮，以防止桡动脉穿刺失败）。

（4）请患者或其家属在手术知情同意书上签字。

（三）饮食护理

（1）为了减轻手术中的消化道症状，术前嘱患者禁食、水 4 ～ 6 小时，时间不宜过长，尤其是老年患者，应尽可能缩短禁食、水时间，以避免血容量不足及低血糖。

（2）指导患者造影完毕后应立即用力咳嗽，以促使冠状动脉内的造影剂尽快排出，恢复心肌供血。

（3）术后鼓励患者进食饮水，以补充术前禁食水引起的血容量不足，还可加速造影剂从肾脏排出。

（四）用药护理

（1）拟行 PTCA+ 支架植入术的患者术前口服阿司匹林、氯吡格雷，做碘过敏试验。

（2）对精神高度紧张者，术前当晚给予地西泮口服，以保证充足睡眠。有助于防止术中发生桡动脉痉挛。

二、术中护理

（一）心理护理

嘱患者排空大小便后，协助其上手术台，摘掉手表、手镯、戒指等，摆好术侧上肢体位，确认患者禁食水、口腔无异物，此时，应用亲切和蔼的语气与患者交谈，分散其注意力，避免谈论不利于患者或与工作无关的话题，以免使患者产生不安全感而加重恐惧心理。

（二）生命体征监测

连接好心电监护导联线，备好除颤仪、临时起搏器及各种抢救药品，如硝酸甘油、阿托品、多巴胺、肾上腺素、维拉帕米等。必要时可持续低流量吸氧。术中严密观察患者生命体征的变化，尤其是血压、心率及有无心律失常、呼吸和意识的变化，询问患者有何不适，注意穿刺肢体有无肿胀，注意术侧手指及掌部有无疼痛和温度、颜色的变化。

（三）药物监测

建立静脉通路，保证液路通畅。抢救药品准备妥当，及时准确地执行医嘱。

（四）并发症护理

1. 桡动脉痉挛　桡动脉管腔较细，在同一部位反复穿刺，导丝及导管操作刺激均可引起血管痉挛，因此熟练掌握桡动脉穿刺技巧、提高穿刺成功率是关键。另外，充分麻醉可防止因疼痛而反射性引起血压升高或下降、心率加快或减慢及桡动脉痉挛。若患者穿刺侧手指及掌部有疼痛或手指温度降低、颜色苍白，提示桡动脉痉挛，鞘管内给予硝酸甘油和维拉帕米等药物，待症状消失后再继续手术。

2. 低血压和心源性休克　术中冠状动脉痉挛、低血容量、冠状动脉再灌注、血管扩张药应用过多均可导致低血压。因此术中应严密监测血压，备好升压药物，如有变化及时告知医师。已出现低血压的患者给予补充血容量，如血压仍低，应给予多巴胺静脉滴注。如出现心源性休克，应给予 IABP 术。

3. 急性冠状动脉闭塞　是最严重、最常见的冠状动脉介入诊疗并发症。患者会出现胸闷、胸痛，甚至大汗等不适，因此应严密观察心绞痛症状、心电图及血压变化。一旦发生冠状动脉急性闭塞，应首先于冠状动脉内注射硝酸甘油，给予抗凝、溶栓药物，冠状动脉内植入支架是使急性闭塞血管再通并保持通畅的有效措施。

4. 拔管综合征　是冠状动脉支架植入术后常见的并发症，主要表现为迷走神经反射性心动过缓、回心血量减少、血压降低，甚至发生低血压性休克，与术前禁食、术中应用造影剂及血管扩张药、患者术中的紧张情绪及拔管时对血管的刺激有关。因此拔管前要保持液路通畅，备好拔管过程中的急救药品，拔管过程中及拔管后密切监测血压变化。告知患者拔除鞘管时会引起疼痛，嘱患者深吸气，轻轻拔出一点观察是否有痉挛，如果没有痉挛，可顺利将鞘管拔除，用纱布卷压住穿刺点，用弹性绷带或桡动脉压迫止血器加压包扎，随时观察穿刺点有无出血、渗血等情况，并嘱患者活动手指。当发生拔管综合征时，应立即使患者的头偏向一侧，中流量吸氧，遵医嘱分别迅速补液并静脉注射阿托品对抗迷走神经作用，提升心率，使用多巴胺维持血压，并给予平衡盐溶液补液。

三、术后护理

（一）严密监测心电图和血压动态变化

严重心律失常是 PCI 后死亡的主要原因，而持续心电监护对预防和早期发现一些并发症至关重要。PCI 后，尤其是 24 小时以内，患者须在 CCU（冠心病监护病房）监护系统下进行连续心电监测和记录。严密观察有无频发期前收缩、室性心动过速、心室颤动、房室传导阻滞等，有无 T 波、ST 段等心肌缺血性改变及再次心肌梗死的表现。PCI 后易发生低血压，有的患者因有高血压病史及手术造成的焦虑紧张而出现高血压，因此要密切观察血压的动态变化。

（二）穿刺点的观察

注意穿刺肢体应略高且勿下垂，严密观察穿刺点有无出血、渗血，术后第 1 小时每 15 分钟观察肢体血液循环情况，注意局部皮肤颜色、温度、湿度。如仅出现手部水肿，为静脉回流不畅所致，可抬高术肢。如出现手指发麻，颜色发紫，说明压迫过紧，严重影响静脉回流，需松开弹性绷带。术后 2 小时内避免做屈腕动作，腕关节制动 2～4 小时，可活动手指。一般加压包扎处可逐渐减压，以减轻患者不适和手胀，术后 30 分钟后逐渐松开，2～4 小时完全松开。如果出血不止，应检查患者的血压，并注意止血绷带应用是否合适。24 小时内观察桡动脉搏动情况、皮肤温度及色泽的改变，保持穿刺部位干燥、清洁、无菌，避免局部感染，防止血肿。注意观察有无皮下瘀点、瘀斑、肿胀或感觉异常，一旦发现异常情况，应及时报告医师，必要时进一步行血管超声检查。

（三）体位

术后患者可步行回病房，适当抬高术肢，限制术肢活动，禁止在术肢静脉穿刺、测量血压、取放物品等。术后无须卧床，同时鼓励患者进食、饮水，给予低盐低脂饮食，进食不可过饱，少食多餐，以免加重心脏负担。

（四）抗凝治疗期间的护理

术后有效抗凝治疗可防止血栓形成，因此术后常规给予低分子肝素钙皮下注射，阿司匹林、氯吡格雷或替格瑞洛等口服，但抗凝药物过量易引起出血并发症，因此要严格监测凝血酶原时间；观察有无穿刺部位活动性血肿形成，皮肤或输液穿刺部位淤血，牙龈出血等低凝状态的表现；观察尿液颜色、大便颜色，血压、意识、瞳孔的改变，及早发现，尽快治疗。

四、出院宣传教育

（1）嘱患者在 3 天内保持穿刺部位干燥、清洁，1 周内勿揉抓穿刺点，穿刺侧上肢在半年内不能提取过重物品以防出血，如手部感觉异常、肿胀，及时就医。

（2）出院后要继续服用抗凝、调脂药物，嘱患者要注意有无皮下瘀点、瘀斑、牙龈出血及黑便，定期到门诊复查血常规、尿常规、粪便常规、肝功能和肾功能。

（3）积极控制血压、血脂和血糖，帮助患者掌握有关疾病方面的预防、治疗知识，提高自我保健意识。

（4）进食低胆固醇、低动物脂肪饮食，戒烟限酒，体重保持在正常范围，有规律地坚持轻松和缓的体育锻炼和体力劳动。保持精神愉快，保证足够睡眠，减少精神刺激，合理安排工作与生活。

（5）如果病情有变化，如出现胸闷、心前区疼痛等不适，应及时电话咨询医师或到医院复查，明确是否有支架内再狭窄或新的血管病变。

（杨胜利　杨　勇　李悦杨　王士军）

第 6 章

Szabo 技术的概念和发展

一、Szabo 技术的概念

Szabo 技术专用于分叉病变中的口部病变,首先用一根导丝穿过分叉病变中的口部病变部位,将第二根 PTCA 导丝置于分叉病变的另一分支或主动脉(如果病变在主动脉口部)中(此第二根导丝作为口部病变植入支架的锚定导丝,也称抛锚导丝),在支架进入之前,先将支架外套外退露出近端第一个支架网眼,然后旋转压力泵缓慢在支架球囊中充入 2 ~ 4atm,近端支架网眼逐渐张开至饱满展开后,停止充压,逆时针旋转放气使压力变为 0 后,继续旋转使支架球囊负压萎缩,至支架球囊脱离支架近端网眼并呈紧缩状态,此时第二根导丝即抛锚导丝近端(体外末端)穿过准备植入的支架近端(最外端)一个张开的支架网眼,用手指轻缓地使支架网眼皱缩,使支架平行进入第一主导丝轨道中,支架通过导丝前进直至到达罪犯病变处,即其被能够避免支架前进超过口部的抛锚导丝所阻止的地方,尽量用前向力顶住固定。这时进行合适角度视图的冠状动脉造影以确认精确的支架定位和最终的支架安置位置,支架在命名压左右下释放支架,然后可见回抱支架球囊时,支架球囊会脱离支架并前向移位。在支架植入后,小心依次退出支架球囊到支架外3mm,抛锚导丝后退出支架网眼并重新进入分支中,支架球囊以较大压力后扩支架近端,然后退出支架球囊。此时支架就完美精准定位植入到口部病变处。此种技巧技术由 Szabo 首先应用于临床,故称为 Szabo 技术。

二、Szabo 技术的发展

PCI 治疗分叉病变具有很高的技巧，精确的冠状动脉口部支架植入术难度更大。没有被支架覆盖的病变部位容易导致早期再狭窄。从而使简单病变转为复杂病变。

使用常规技术进行主动脉 – 冠状动脉口部病变的支架植入时，为了保证一定的支架扩张，导管必须从冠状动脉口部脱离，退回主动脉中。这样就不能很好地选择性冠状动脉注射，会影响支架植入的准确性。此外，过分突出支架通常会妨碍以后冠状动脉操作时导管或导丝的再进入。如果在治疗冠状动脉内口部病变时于近端植入支架，那么边支血管根部可能会被支架压迫。同时，心脏的运动会引起整套血管成形术材料摇动，使得精确的支架定位变得困难。若干种技术已经被推荐用来解决该问题，包括支架植入术前行多体位血管造影，在不放支架的血管中置入第二根导丝作为标志物，在边支中应用低压扩张的锚定球囊，为了尽可能减轻支架震荡在其植入口部前的部分支架扩张和在支架植入过程中的快速心脏起搏等。也有特殊的装置被设计用于主动脉口部病变的精确的支架定位，如 Ostial Pro 系统。Szabo 及其同事开发了一种新技术，用于主动脉口部支架的精确定位，即于 2005 年 TCT 会议第一次提出的利用定位于主动脉的第二根导丝锚定的方法来将支架定位于口部的血管成形术。该方法由通过有口部病变的冠状动脉的导丝和进入主动脉 2 ~ 3cm 的第二根导丝组成。这时应用常规方法将支架载入到第一根导丝上，第二根导丝的末端也称为"尾线"，被引导穿过最近端的支架网眼。当术者使支架随这两根导丝前进时，第二根导丝恰好在口部抛锚，也就是在它所安置的地方使支架停下。该技术的一个鲜明优点在于其对精确口部支架植入术中介入心脏病学专家的视力无限制并且无须单纯依靠冠状动脉造影影像。

自第一次对 Szabo 技术及其在口部病变支架精确定位中的可行性和有用性的描述以来，许多文献讨论了其优点和缺点。第一，为了实现高成功率，一些技术细节的考虑十分重要，如为了确定支架的可通过性和支架植入前是否需要口部预扩张，在确认使用 Szabo 技术前进行口部病变的支架定位。同时，为了防止在退出导丝时发生意外的涂层栓塞，应尽量避免使用聚合物或有涂层的导丝。一旦支架放置在口部，将球囊支架充气至 6atm，退出抛锚导丝，最后将支架充气至高压。这样手术操作者就能避免最后的导丝滞留在近端支架网眼内。第二，使用药物洗脱支架最大的优点是聚合物涂层能够减小退出第二根导丝时的阻力。使用 7F 指引导管较好，其优点在于减小了支架循指引导丝前进时的阻力。第三，为了保证手术操作安全成功，在抛锚导丝等许多技术方面需要多加考虑。当第二根导丝穿过最近端的支架网眼时，柔和的操作极为重要，因为向上凸起的支架丝可能会成为支架循指引导丝前进时阻力的一个来源。精巧地将导丝穿过最近端支架网眼能够预防球囊损伤。必须要使用强支撑力的指引导管才能成功定位支架。第二根导丝需要深入到远端，这样支架的过度前进才能被抛锚导丝较硬的部分所阻止，而导丝上有弹性并较柔软的末端部分则较难做到。第四，尽管皱缩，但支架的近端未是暴露的，支架退回指引导管时必须十分小心，否则会导致支架从球囊上脱落。Szabo 技术较传统方法有很多优势，其对造影定位的依赖性大大减小，在没有边支受压或近端凸出的前提下，口部病变的精确支架植入是可行的，这已经由 Szabo 团队及许多研究团队包括笔者团队 10 余年临床经验从造影和 IVUS 的角度验证证实。应用充足的装置和柔和的材料操作能最大限度地提高该技术的成功率。在使用该技术前，建议冠状动脉造影（必要时行 IVUS 检查）确认口部病变没有延伸到近端主干血管内，以防对冠状动脉内口部病变治疗造成影响和干扰。这样可以排除支架植入时斑块移动及植入第 2 枚支架的需要。如果有证据表明斑块向近端主干迁移扩大，则不推荐使用 Szabo 技术进行口部支架植入，而需要用常规跨过边支进入近端主支进行病变全覆盖的策略植入支架。

病变处应提前充分准备以使支架通过失败的风险减到最小，因为不论人工皱缩与否，之前小压力膨胀过的支架退入导管时可能会导致其从球囊上脱落。Szabo 技术的优点是支架定位不依赖于理想的造影图，造影遗漏部分或近端延伸可以被避免，其缺点是有抛锚导丝对支架球囊造成损伤的风险，支架的破坏会阻止其在指引导管上的前进（使用 7F 指引导管可将此风险降到最低）；当需要退回到导管时，有支架脱落的风险及抛锚导丝被卡住的风险（如果在低压充气下退出，发生的可能性小）。笔者团队中心在国内率先使用数百例研究表明，Szabo 技术在冠状动脉口部病变行 PCI 中应用安全可行，技术使用成功率达 97% 以上。在笔者团队使用 Szabo 技术的病例中，至少有 50% 以上病例经 IVUS 检查证实，所有口部支架定位准确。相信 Szabo 技术是介入精细化及艺术化操作的最有益补充。

三、Szabo 技术 PCI 的适应证和禁忌证

Szabo 技术 PCI 的适应证同一般 PCI 的适应证，此外还适用于冠状动脉口部病变或分叉病变中的单纯口部病变。尤其是指引导管晃动明显及口部病变没有最佳体位清楚显示的及无法清楚定位的。

Szabo 技术 PCI 的禁忌证同一般 PCI 的禁忌证。如果在操作中遇到导丝缠绕无法纠正或结合造影明显有偏差且无法达到一致满意时，可以随时取消使用 Szabo 技术而临时采用常规技术植入支架。

（杨胜利　杨　博　王　方　熊　斌）

第 7 章

Szabo 技术治疗器械选择策略和技巧

正确地选择、合理地应用适合每一个患者自身特点的介入器材，是取得介入成功的保证和保障。Szabo 技术的器械选择与常规治疗的器械选择无明显不同。

一、指引导管

指引导管（guiding catheter）是冠状动脉介入治疗的通路，在介入治疗中，指引导管的作用包括传送器械、支持器械、监测血流动力学及注射造影剂等。选择合适的指引导管是保证介入治疗能顺利进行的最基本条件之一，因此术者必须严格掌握各种指引导管的结构、性能、类型、特点和选用原则。Szabo 技术一般采用有较强支撑力且管腔较大的指引导管。

（一）指引导管的结构和性能参数

1. 结构　大多数指引导管分为四段、三层。四段包括超软的 X 线可视头端（即安全区）、柔软的同轴段（柔软区或传送区）、中等硬度的抗折段（支撑区）和牢固的扭控段（扭控区、推送区）。三层：最外层的聚乙烯塑料，决定指引导管的形状、硬度及和血管内膜的摩擦力；中层由 12 ～ 16 根钢丝编织而成，使导管腔不会塌陷；最内层为尼龙 –PTFE（聚四氟乙烯）涂层，以减少导丝、球囊、支架与指引导管内腔的摩擦力，并预防血栓形成。

2. 性能参数　不同部分的材质和编织方式决定了指引导管不同的性能参数，包括支持力、顺应性、内径大小、扭控力和抗折性（安全性）。

3. 指引导管的基本要求

（1）能提供足够的后座支撑力，能稳定地置于冠状动脉开口部，不易损伤血管。

（2）指引导管的头端形态与冠状动脉开口相吻合，保持同轴。

（3）要有足够的内径，保证满足介入器材顺利进出、血压监测及造影注药的要求。经桡动脉介入治疗时一般选择 6F 指引导管，左冠状动脉介入治疗常选用 XB LAD、XB、EBU 等，右冠状动脉介入治疗常选用 XB RCA、SAL、MAC 等。在某些特殊情况下，当需要送入多套器械或需要更大的支持力时可选择 7F 指引导管。

（二）临床常用指引导管的类型和特点

1. Judkins 型　是临床最常用的指引导管类型，分左、右冠状动脉用（JL、JR），适用于大部分正常形态的左、右冠状动脉介入治疗，尤其是初学者或主动脉 - 冠状动脉口部病变时。根据主动脉根部的直径，选择 3.5、4.0、4.5、5.0 等不同型号。

2. XB 型（Extra Backup）、EBU 型　导管背靠在主动脉管壁上，增加了支撑力，可常规用于冠状动脉病变（XB 型为强生 Cordis 公司生产，EBU 型为 Medtronic 公司生产）。左冠状动脉常选用 XB LAD、XB、EBU，右冠状动脉常选用 XB RCA。

3. Amplatz 型　分左、右两型（AL、AR），具有强大的后座支撑力，可用于闭塞病变、通过器材阻力较大、迂曲较明显的血管。如 AL（Amplatz 左导管）用于通过困难的左回旋支病变，AR（Amplatz右导管）用于"羊钩"状右冠状动脉开口的病变、各种静脉桥等，右冠状动脉口朝下时也可选用 SAL（短头 AL）等。

4. Voda 型　分 VL、VR、VDSC 等型（SciMed 公司生产），其特点为支撑力强，用于介入困难的病变。VL 常用于慢性闭塞或迂曲明显的左冠状动脉病变；VR、VDSC 常用于"羊钩"状右冠状动脉开口的病变及开口向上的静脉桥病变。

5. MP 型（Multipurpose） 为多用途指引导管（如 Medtronic 公司生产的 MAC），常用在开口向下的右冠状动脉、左右静脉桥病变。

6. IMA 型（Internal Mammary） 为乳内动脉桥病变专用指引导管。

（三）指引导管的选择原则

1. 依据主动脉根部的宽度选择

（1）宽度正常者：JL4、XB LAD3.5、XB3.5、AL2、VL3.5、EBU3.5 等型可用于左冠状动脉介入治疗；JR4、XBRCA、MAC、AL1、AR1、SAL 等型可用于右冠状动脉介入治疗。

（2）宽度扩张者：JL5、XB LAD4、XB4、AL2、VL4、EBU4 等型可用于左冠状动脉介入治疗；JR5、AR2、MAC、AL1 等型可用于右冠状动脉介入治疗。

（3）宽度狭小者：JL3.5、AL1、AL3.0、XB3.0、EBU3.0 等型用于左冠状动脉介入治疗；JR3 ~ 3.5、SAL 型用于右冠状动脉介入治疗。

2. 依据冠状动脉开口解剖选择

（1）左冠状动脉：如开口正常，常选用 JL、XB LAD、XB、EBU、VL 等型；如开口向后，常选用 AL、VL、XB、EBU 等型；如开口向上，常选用 JL、VL、XB、EBU 等型；如左主干短，宜选用短头的 JL 型导管。

（2）右冠状动脉：如开口正常，常选用 JR、XBRCA、MAC、AL、AR 等型；如开口在前上，常选用 AL、SAL、HS、MP 等型；如开口向下，常选用 AR、JR、MP 等型；如开口呈"羊钩"状，常选用 AL、SCR、VR、VDSC、SHR 等特殊类型的指引导管。

3. 根据治疗需要选择外径 桡动脉途径常规选择 6F 指引导管；也可选择无鞘 6F 或 5F 导管；男性身高体型较大者也可选择 7F 导管。

二、导丝

Szabo 技术中的抛锚导丝（穿网眼导丝）一般选择非缠绕型导丝较好。同时尽量将导丝进入远端以使支撑力更强一些。导引导丝主要用于通过冠状动脉病变部位，并引导球囊导管、超声导管、旋磨导管、支架等正确到达病变部位。常用的导引导丝直径为 0.36mm，长度一般为 175 ～ 190cm。导引导丝主要有以下几个特性。

1. 导丝的柔软性（flexibility） 导丝头根据其软硬可分为柔软（floppy）、中硬（intermediate）、硬（standard）等类型。导丝的柔软性主要由导丝中心钢丝材料、粗细、结构决定。对于不同的病变，应根据情况选用不同柔软性的导丝，但柔软的导丝适合大部分病变。

2. 导丝的方向可控性（steerability） 即导丝的扭力，指术者在转动导丝近段时远段同步转动的能力。扭力越强，导丝的可操纵性越强，到达指定靶血管越容易。

3. 导丝的推送力（pushability） 即导丝通过病变的能力。一般情况下，导丝越硬、越粗，推送力越大。

4. 导丝的支持力（support） 即导丝对球囊、支架所提供的机械支撑力。导丝的支持力越大，越能有力地协助球囊及支架通过病变，提高介入治疗的成功率。

三、球囊导管

球囊导管由球囊、导管体部、抽吸和加压口、导丝腔或相连导丝组成。

（一）常用球囊导管的种类

1. 穿导丝球囊（over-the-wire balloon） 此类球囊导管的特点为导丝贯穿于整个导管的腔内，在操作时整个球囊导管沿着导引导丝进入。

2. 快速交换球囊（单轨球囊，monorail balloon） 此种球囊导管远段的 1/3 设有导丝腔，长度约 30mm，中近段部分为一较硬的球囊杆。

3. 切割球囊（cutting balloon） 此种球囊导管的特点是在球囊上安有 3～4 把刀片，未使用前，刀片紧紧卷贴在球囊上，当球囊被充盈后，刀片分别张开将血管内斑块整齐地切开，避免出现不规则的撕裂，减少血管夹层引起的急性血管闭塞。此外，血管内膜损伤的减少为术后降低血管内再狭窄提供了条件。

4. 灌注球囊（perfusion balloon） 此类球囊导管在球囊近端有一个流入腔，头端有一个流出腔，球囊扩张时可满足心肌灌注的需要，主要用于冠状动脉穿孔时堵闭破口。

5. 药物洗脱球囊（drug-eluting balloon） 此类球囊导管在球囊扩张时局部释放抗增生药物，通过单纯球囊扩张实现消除狭窄和预防再狭窄的双重目的，同时，因没有金属物体植入而减少双联抗血小板治疗时间。此类球囊的优势主要体现在治疗支架内再狭窄、分叉病变及小血管严重狭窄方面。

（二）球囊导管的特点及应用注意事项

1. 球囊的顺应性（compliance） 在选择时应给予重视，顺应性大的球囊在压力增加后，其直径相应扩大，可以根据血管直径及扩张后效果来调整压力。非顺应性球囊在压力变化时，直径变化幅度不是很大（基本不变），适用于需高压扩张的部位。

2. 爆破压 在爆破压力之下，99.9% 的球囊不破裂，其是球囊重要参数之一，为安全使用球囊提供可靠的参考范围。超过爆破压，球囊破裂可能带来严重后果。

3. 通过性（crossability） 球囊导管的通过性和球囊充盈前的直径、导管导体材料等有关。在完全闭塞性及弯曲病变等情况下，通过性比较重要。

4. 再通过性（recrossability） 指球囊膨胀后回缩再次通过病变的能力（即第二次使用的通过性能）。

四、支架的分类

（1）目前临床上有多种支架（stent），其分类方法有多种。

1）根据支架设计的不同，可分为网状支架、管状支架、缠绕型支架、环状支架等。

2）根据支架材料的不同，可分为不锈钢支架、镍支架、钽支架、镍钛合金支架、生物可降解支架等。

3）根据支架输送方式的不同，可分为球囊膨胀性支架和自膨胀性支架。

4）根据支架特殊用途而设计的不同，可分为适合分叉病变的支架、针对冠状动脉瘤或穿孔的带膜支架。

5）根据支架表面涂层的不同，可分为金属裸支架（BMS）、药物洗脱支架（DES）、特殊涂层支架和生物可降解支架等。

（2）理想的支架应具备以下特征：①灵活；②通过显示跟踪性好；③头端小；④不透X线；⑤抗血栓；⑥生物相容性好；⑦扩张性能可靠；⑧支撑力好；⑨覆盖好；⑩表面积小；⑪符合流体力学。

目前应用的支架中，没有一种支架能够完全满足上述所有特点，每种支架都有各自的特性和特点，熟悉各种支架的特性特点是介入治疗成功的保证。

五、血管内超声

血管内超声（intravascular ultrasound，IVUS）是一种有创断层

成像技术，它克服了传统冠状动脉造影只是管腔显影的局限性，在判断冠状动脉解剖结构、斑块性质、选择治疗策略及预测支架植入术预后方面具有重要的意义。使用 IVUS 指导支架植入可以使支架很好地膨胀，防止支架植入位置不当，从而获得最佳的效果。一些临床研究已证实，IVUS 指导支架植入能够改善临床预后。

虚拟组织学血管内超声（IVUS）（VH-IVUS）可综合反映超声波的振幅和频率信息，能够对斑块组织成分进行模拟显像，且与组织病理学具有较好的相关性，能更加直观地对斑块进行定量和定性分析。

在 VH-IVUS 图像中纤维组织定义为深绿色区域，纤维脂肪组织定义为浅绿色区域，坏死脂质核心定义为红色区域，钙化组织定义为白色区域。

易损斑块还缺乏明确的定义，一般指含有大脂质核和薄纤维帽（$< 65\mu m$）的病变。IVUS 将至少在 3 帧图像上发现血管内横断面积狭窄超过 40%、坏死脂质核心超过 10% 且靠近管腔的斑块定义为易损斑块。

常用 IVUS 测量指标如下。

（1）管腔横截面积（CSA）：管腔边界包绕区域的面积。

（2）斑块与中膜面积 = 外弹力膜（管腔）横截面积（EEM-CSA）- 管腔 CSA。EEM（external elastic membrane），表示外弹力膜。

（3）斑块负荷（%）= 斑块与中膜面积 /（EEM-CSA）× 100%。

（4）管腔面积狭窄率 =（参照阶段管腔 CSA- 最小管腔 CSA）/ 参照阶段管腔 CSA。

（5）管腔偏心率 =（最大管腔直径 - 最小管腔直径）/ 最大管腔直径。

（6）最大斑块与中膜厚度 = 通过管腔中心线从内膜表面到 EEM 之间的最大距离。

（7）最小斑块与中膜厚度＝通过管腔中心线从内膜表面到EEM 之间的最小距离。

（8）斑块偏心指数＝（最大斑块与中膜厚度－最小斑块与中膜厚度）／最大斑块与中膜厚度。

对于非左主干病变，常以最小管腔面积（MLA）＜4mm² 或面积狭窄率≥60% 作为临界值。然而，近期一项和冠状动脉内压力导丝对照的研究发现该临界值与参考血管直径相关。

（1）参考血管直径＜3.0mm，MLA＜2.4mm²。

（2）参考血管直径3.0～3.5mm，MLA＜2.7mm²。

（3）参考血管直径＞3.5mm，MLA＜3.6mm²。

用 MLA 判断左主干病变狭窄程度并没有得到一致认可。常以MLA＜6.0mm² 或面积狭窄率≥50% 作为临界值。然而，近期一项和冠状动脉内压力导丝对照的临床荟萃分析发现，左主干MLA＜5.35mm² 对于判断左主干血流是否受限的敏感度和特异度最高。

支架植入理想的 IVUS 标准包括支架完全覆盖病变、支架贴壁良好、支架扩张完全（支架最小CSA 与正常参照血管CSA 之比＞0.9、支架最小直径与最大直径之比＞0.7）。

对于非左主干病变行 DES 植入患者，最小支架面积（MSA）＞5.5mm² 者术后发生支架内再狭窄的风险明显降低。对于无保护左主干病变而言，MSA≥9mm² 的患者术后 1 年发生靶血管血运重建的风险明显降低。

IVUS 提供的信息对最佳的支架植入操作很有帮助。造影在判断左主干冠状动脉（LMCA）腔大小面积方面有局限性，因为LMCA 通常很短且没有正常节段做对比。因此，LMCA 狭窄的严重性常会被低估或误判。所以支架植入前用 IVUS 协助可以使支架很好地膨胀，防止支架植入位置不适当，从而获得最佳的效果。

MAIN-COMPARE 亚组分析，用 IVUS 指导 PCI，具有较低的 3 年死亡危险（6.3% vs. 13.6%，P =0.063，HR=0.54），尤其是

DES（4.7% vs. 16.0%，P=0.048；HR=0.39），说明 IVUS 指导在减少晚期血栓形成及降低长期死亡率方面起重要作用。

在 DES 释放植入后，用 IVUS 来评价是否有支架膨胀不全、病变覆盖不全、支架偏小、大的残余斑块、位置不合适等，从而预测支架血栓。因此强烈建议无保护冠状动脉左主干（ULMCA）PCI 治疗时常规使用 IVUS。

六、光学相干断层扫描

光学相干断层扫描（optical coherence tomography，OCT）是一种以光学为基础的显像模式，通过应用反射光代替声频，其图像分辨率是 IVUS 的 10 倍（10 ～ 40μm）。新一代的频域 OCT 能以更高的帧频率成像，且无须阻断血流，操作简单，成像更快，大大提高了安全性及有效性。OCT 和 IVUS 一样，不但能对管腔进行精确测量指导支架植入，而且可提供冠状动脉斑块构成和组织成分方面特别有价值的信息，指导不同治疗方案的选择。

OCT 对钙化斑块和薄帽纤维粥样斑块的识别要优于 IVUS，同时能更加有效地发现夹层、血栓、组织脱垂和支架贴壁不良。但是，OCT 发现的微小夹层、组织脱垂和支架贴壁不良的临床意义尚不明确。OCT 指导冠状动脉介入治疗的临床可靠性还有待进一步研究证实。

目前 OCT 测量指标多与 IVUS 相似，但有证据显示 IVUS 和 OCT 测量结果之间存在差异。对未植入支架患者的冠状动脉进行测量后显示，IVUS 测量的管腔要大于 OCT 测量的管腔。测量数据的差异可能与 OCT 能更好显示管腔 – 内膜界面且没有伪差有关。

七、冠状动脉血流储备分数

冠状动脉血流储备分数（fractional flow reserve，FFR）是利用特殊的压力导丝精确测定冠状动脉内某一段的血压和流量，以评估冠状动脉血流的功能性评价指标。

FFR 对判断 LMCA 狭窄起重要的辅助作用。

FFR 是狭窄血管最大血流与同一血管正常最大血流之比，其小于 0.75 被认为是引起缺血的可靠指标，因此 FFR ＜ 0.75 是介入治疗的适应证。

Hamilos 等第一次在临界 LMCA 狭窄患者中，评价对比了 FFR 与造影的区别，认为 FFR ＞ 0.80 是预后良好的预测因子。

0.80 ≥ FFR ≥ 0.75 时推迟 PCI 是安全的。

静脉给药时，建议都行导丝回拉测定压力技术（Pullback），即使是 1 处病变。观察压力导丝平均压曲线，压力阶差超过 10 ～ 12mmHg 时有意义（此时不要以 FFR 数值变化作为指导），说明病变严重，需进行 PCI 干预。处理完最严重的病变后重新做 Pullback。

在有多处病变存在时，不能根据某一点 FFR 的绝对值来判断是否有功能学意义。

由于急性心肌梗死急性期存在严重微循环受损，FFR 不能用于指导急性心肌梗死急性期治疗策略的选择。

现有研究显示，DES 植入术后 FFR ＜ 0.90 提示结果不理想，支架释放不完全；而 FFR ≥ 0.90 提示结果可以接受；FFR ≥ 0.96 提示支架远期效果较好，但这种结果仅可在 30% ～ 40% 的患者中获得。

八、主动脉内球囊反搏

流动力学不稳定的患者在行 PCI 时，必须用药物或器械血流动力学支持。例如，老年、急性心肌梗死、心源性休克、左心室功能减退是需要行选择性或必要血流动力学支持的常见临床情况。

在血流动力学支持器械中，如主动脉内球囊反搏（intra-aortic balloon pump，IABP）和左心室辅助装置（left ventricular assist devices，LVAD）等，以 IABP 最常使用。

虽然 IABP 是成功手术所必需的，建议广泛使用，但是最近一项研究在 LMCA 分叉病变、LVEF < 40%、旋磨旋切术、不稳定型心绞痛和右冠状动脉疾病中预防性使用 IABP，发现 PCI 操作并发症比没有用 IABP 者明显增加（9.3% vs. 1.4%，P =0.032）。

因此，应选择性地使用 IABP，至少必须在认为是高危的情况下使用，如多支血管疾病、复杂 LMCA 解剖、低 LVEF 及不稳定状况下。

IABP 脱机临床标准：组织灌注良好；尿量 > 30ml/h；精神状况改善；四肢温暖；无心力衰竭；无恶性心律失常等。血流动力学标准包括：心脏指数 > 2.0L/（min·m²）；平均动脉压 > 70mmHg；已停用或应用少量升压药；心率 < 110 次 / 分。

九、栓塞防护装置

栓塞防护装置（embolic protection device，EPD）可减少血栓和防止血栓阻塞远端微循环。EPD 可分为血栓抽吸装置与切吸装置、远端保护装置、近端保护装置、血栓消蚀装置等类型。

在大隐静脉桥血管 PCI 中应用远端滤网和远端阻塞装置能带来显著获益，但目前不建议将其常规用于自体冠状动脉 ST 段抬高心肌梗死患者的 PCI 中。

近端保护装置应用在大隐静脉桥血管 PCI 中时，与远端保护装置在改善预后方面效果相当。

在急性心肌梗死患者的 PCI 中应用血栓抽吸装置安全可行，但需进一步做随机对照试验证实。

血栓抽吸装置可减轻血栓负荷，理论上能减少远端血管栓塞的发生并改善预后。

2012 年欧洲心脏病学会 / 欧洲心胸外科学会（ESC/EACTS）心肌血运重建指南和 2013 年 ACCF（英国心脏病学会基金会）/AHA ST 段抬高心肌梗死患者 PCI 指南均建议直接 PCI 使用血栓抽吸装

置（Ⅱa类推荐）。

十、经皮左心室辅助装置

经皮左心室辅助装置（LVAD）是指用机械方法直接将心房或心室内的血液经辅助泵转流到动脉系统的循环辅助方法，主要用于急性心肌梗死或心脏手术后泵衰竭及等待心脏移植的终末期心力衰竭患者的循环支持。

经皮LVAD只适用于短期循环支持或作为长期LVAD的临时过渡措施。

经皮LVAD常用循环通路包括左心房 – 股动脉通路（Tandem Heart，CardiacAssist，Pittsburgh，PA，USA）和左心室心尖 – 升主动脉通路 [Impella LP：Impella Recover LP 2.5 System （Impella Cardio Systems，Aachen，Germany）]。

Tandem-Heart能为高危PCI患者提供更稳定的血流动力学支持，使患者耐受更长的手术时间，但对患者预后无明显改善，且血管并发症发生率较高。

与Tandem-Heart相比，Impella Recover LP 2.5不需要穿刺房间隔，血液亦不流经体外，操作简便，创伤小且并发症少，特别适用于需要临时循环支持的PCI患者。

十一、冠状动脉斑块旋磨术

目前经皮腔内机械性斑块切除术（percutaneous atherectomy）主要包括斑块旋磨术（rotational atherectomy）、定向斑块切除术（directional atherectomy）和轨道斑块切除术（orbital atherectomy）。其中，斑块旋切术可快速切除严重钙化的粥样硬化斑块，但不好控制切除的深度；定向斑块切除术适用于偏心钙化斑块的切除，但耗时长，不能同时吸出斑块碎片；轨道斑块切除术可通过调节转速来达到控制切除深度的效果，但不适用于支架内再狭窄。Shammas NW 等在一项研究中证实，经皮腔内机械性斑块切除术可减少支架植入术的使用，但在预防靶血管再狭窄方面，与单纯 PTCA（POBA）相比没有统计学上的差别。经皮腔内机械性斑块切除术也可以和药物洗脱球囊（DEB）同时使用。

（1）旋磨术在钙化病变中经常使用，因为钙化使支架不能通过或充分扩张。冠状动脉斑块旋磨术装置包含一个橄榄形的带有钻石颗粒的旋磨头，以超过 125 000 转 / 分的转速打磨动脉壁中的钙化斑块。旋磨头不切割有弹性的组织和正常冠状动脉，对血管中的膜无损伤。与球囊扩张相比，旋磨术可获得光滑的血管内腔，大大提高了严重钙化病变的介入治疗成功率。所以即使在 DES 时代，斑块旋磨术仍然有一定的作用，尤其是其能改变病变顺应性，促进支架通过性。

（2）斑块旋切术在 BMS 时代广泛使用，以期减少再狭窄。然而，在 DES 开始应用于临床后，斑块旋切术的使用率极大地减少了。一项研究显示，即使是在 DES 时代，斑块旋切术仍然有意义，有研究总结了 LMCA 分叉病变狭窄在斑块旋切术下使用单支架策略，1 年随访无严重不良事件出现。

十二、准分子激光冠状动脉成形术

准分子激光冠状动脉成形术（ELCA）采用氯化氙作为活性介质，释放 308 nm 波长的紫外线光脉冲（冷激光），主要作用于蛋白质和脂质，水和血液对激光能量的吸收较少，通过光化学效应、光热效应和光机械效应对冠状动脉斑块或血栓组织进行消蚀（穿透深度为 0 ～ 30μm）。

新一代 ELCA 的总体安全性良好，准分子激光释放的热量更少，对血管内皮等正常组织损伤小，冠状动脉穿孔的风险大大降低。ELCA 主要适用于轻中度钙化病变，对于重度钙化的病变，ELCA 联合旋磨治疗可进一步提高操作成功率。

十三、腔内碎石术

腔内碎石术（intravascular lithotripsy，IVL）是一种能够击碎局部血管内钙化病变的腔内技术。冠状动脉钙化病变在冠心病患者中普遍存在，如果存在严重的钙化病变，冠状动脉介入治疗的手术难度和手术风险都会大大增加。冠状动脉钙化病变是心血管介入医师所面临的主要挑战之一。手术风险在于：①钙化病变增加了介入相关器械通过的难度，增加了器械不到位、支架脱落、导丝断裂、支架纵向压缩等风险。②钙化病变属于高阻力病变，球囊难以充分扩张，甚至会发生球囊破裂等情况，且发生血管夹层、穿孔、破裂、无复流等的概率明显增加。③植入支架时容易出现支架膨胀不全、贴壁不良、支架不规则变形，导致支架内血栓形成、支架内再狭窄等风险。流行病学资料显示，冠状动脉钙化在 40 ～ 49 岁人群中的发生率约为 50%，在 60 ～ 69 岁人群中的发生率约为 80%。

相比斑块旋磨术及激光成形术，IVL 不仅对浅表钙化有作用，也是唯一对深层钙化有治疗作用的技术。IVL 对动脉施加的压力很小，血管可以在低压下实现安全扩张，同时降低穿孔和远端栓塞的风险，较其他技术更为安全、有效和简便，随着临床病例的不断增加，IVL 正在成为钙化病变介入治疗的新选择。

Shockwave IVL 系统包含 IVL 发生器、IVL 连接器电缆和静脉导管 3 个部分。设备简单便携可充电，无须外部连接。

执行程序：①导管通过直径为 0.014in（1in=2.54cm）导丝穿过钙化病变，集成球囊扩张至 4atm；②发射器放电使球囊内的液体蒸发，形成一个快速膨胀和塌陷的气泡，产生声压波；③声压波产生局部场效应，穿过软血管组织，选择性地裂解血管壁内膜和中层钙化斑块；④钙化斑块碎裂后，集成球囊在低压下扩张病变血管，最大限度地增加管腔增益。

Shockwave C2 在工作原理上区别于传统的钙化病变治疗技术，

其可在球囊低压扩张时向病变提供未聚焦、圆周和脉冲式的声压波，破坏血管浅表与深层的钙化斑。作为目前唯一对深层钙化有治疗作用的技术，IVL有望成为冠状动脉钙化病变的"终结者"。

Shockwave的IVL技术于2016年在美国获准用于治疗外周动脉疾病，其在冠状动脉的应用自2018年初首次商业化以来已在国际上广泛采用，在50个国家和（或）地区使用，成功治疗了30 000多名患者，目前已获准在美国上市。

（杨胜利 张远华 陈安勇 刘 宇）

第8章

Szabo 技术治疗冠状动脉口部病变经典病例

一、主动脉 - 冠状动脉开口病变 Szabo 技术 PCI

（一）主动脉 - 左主干开口病变 Szabo 技术 PCI

病例 1　经桡动脉 Szabo 技术治疗左主干开口狭窄 1 例

【简要病史】

　　患者顾某，男性，73 岁，主因"胸痛并 PCI 后半年，加重 5 天"于 2010 年 10 月 12 日收入某医院心内科。

　　心血管病危险因素：脑梗死 1 年，高脂血症 3 年。

　　心电图示：窦性心律，$V_3 \sim V_6$ ST 段下移 1mm 并 T 波倒置，Ⅱ、Ⅲ、aVF、Ⅰ、aVL ST-T 低平改变。

　　超声心动图：LVIDd 60mm，LVEF 40%。

　　实验室检查：血肌钙蛋白（-），总胆固醇（TC）6.27mmol/L，低密度脂蛋白胆固醇（LDL-C）4.14mmol/L，肌酐 87μmol/L，血糖 6.26mmol/L。

　　入院后予以负荷氯吡格雷和阿司匹林后行冠状动脉造影检查。

【冠状动脉造影结果】

　　选用右侧桡动脉径路，6F 血管鞘。Tiger 造影导管。造影发现：冠状动脉分布呈右优势型，左主干近中段弥漫 80% 狭窄，LAD 弥漫性支架内增生 30% 狭窄，LCX（左旋支）较细，中间段最严重，狭窄度 90%，远段血流 TIMI 3 级，右冠状动脉近段 70% 狭窄（图 8-1～图 8-4）。血管内超声显示左主干开口及近中远段弥漫狭窄，最严重处狭窄度 80%（图 8-5）。

【病例分析及初始策略选择】

本患者入院 6 个月前在外院行冠状动脉造影及 PCI，给予前降支（LAD）支架治疗，近 5 天胸痛明显加重，显示左主干狭窄明显。心电图无明显异常。EuroSCORE 评分心脏手术风险预测死亡率为 16.07%，EuroSCORE Ⅱ 评分心脏手术风险预测死亡率为 5.15%，SYNTAX 评分 65.5。根据相关指南，本病例治疗策略首选搭桥。患者及其家属坚决拒绝 CABG，要求 PCI。PCI 策略选择：仔细分析图像，胸痛罪犯血管为左主干，结合 IVUS 证实左主干开口及近中远段弥漫性狭窄，以开口最重，狭窄度 80%。回旋支较小不用处理，右冠状动脉择期有缺血证据再决定是否干预。采用 Szabo 技术精确定位左主干支架植入。

【PCI 过程】

左主干（LMS）-PCI：沿超滑导丝送 6F JL4.0 指引导管至左冠状动脉口，送 Runthrough GW 导丝进入 LAD 远端。IVUS 示左主干远段（LMSd）：最小管腔直径（MLD）2.3mm，最小管腔面积（MLA）5.3mm^2，面积狭窄率（斑块负荷率）61.3%，左主干中段（LMSm）：MLD 2.2mm，MLA 5.3mm^2，61.6%，左主干近段（LMSp）：MLD 2mm，MLA 4mm^2，74.8%（图 8-5）。将另一抛锚导丝 BMW 置入主动脉窦及主动脉中，沿 Runthrough 导丝送 VOYAGER NC 3.0mm × 15mm 球囊至 LMS，以 8 ～ 15atm 反复扩张 2 次后，撤出球囊，再沿 Runthrough 导丝送 Endeavor 支架 4.0mm × 15mm，18atm × 10 秒；至 LMS 近中段病变处，覆盖病变后以 10atm 释放，退出支架球囊 2mm，再以 25atm × 10 秒后扩，退出支架球囊。再沿 Runthrough 导丝送入 VOYAGER NC 4.5mm × 15mm，后扩球囊至 LMS 近段及开口外 2mm 支架内以

16～18atm反复扩张3次，多体位复查造影示支架扩张贴壁良好，无残余狭窄、内膜撕裂、夹层及远段血栓形成，LCX近段残余狭窄约30%，TIMI 3级（图8-6～图8-9）。IVUS已证实支架释放贴壁良好（图8-10）。

【随访造影结果】

6年后复查造影支架内无再狭窄及内膜增生，受压边支LCX TIMI 3级，术后即可狭窄明显减轻（图8-11和图8-12）。

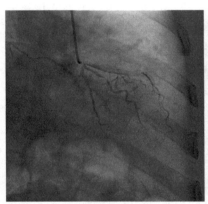

图8-1　右足位冠状动脉造影

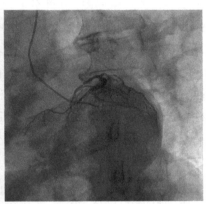

图8-2　左足位冠状动脉造影

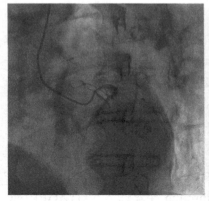

图8-3　左头位冠状动脉造影

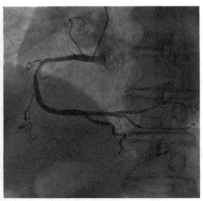

图8-4　右冠状动脉狭窄70%

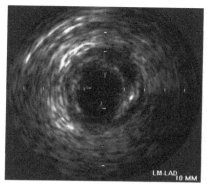

图 8-5 支架前 IVUS

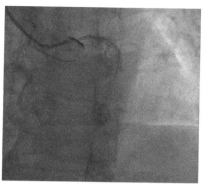

图 8-6 Szabo 技术定位

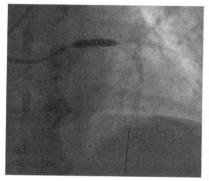

图 8-7 Szabo 技术定位后支架释放

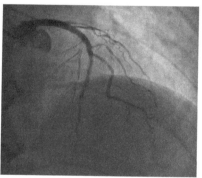

图 8-8 正头位最终结果

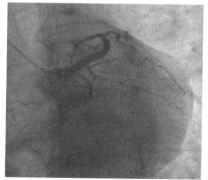

图 8-9 左足位最终结果

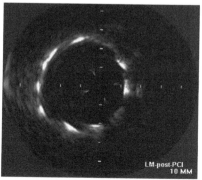

图 8-10 支架后 IVUS

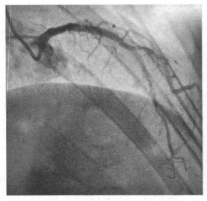 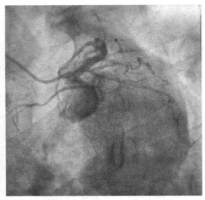

图 8-11　6年后复查造影右头位最终　　图 8-12　6年后复查造影蜘蛛位最终
结果　　　　　　　　　　　　　　　　结果

【该病例的教学点】

（1）综合相关指南及该患者危险评分，CABG 为首选。但该患者拒绝 CABG，要求 PCI，根据患者临床及解剖情况并结合 AHA 指南，可以行 PCI（推荐级别 Ⅱa）。尽管患者心脏超声示 LVEF 值只有 40%，但患者可以平卧，临床心力衰竭症状和体征基本消失（NYHA 心功能分级Ⅲ级）。

（2）IABP 的使用问题：根据术者多年临床经验及指南，结合本患者临床情况，可以不预防置入 IABP，但一定要备用。

（3）术式选择问题：由于患者为三支病变，且心功能较差，为避免造影剂肾病的发生，故采取分次 PCI（STAGE PCI）策略。哪支先做是非常重要的问题，一般情况下，先做罪犯血管，因患者近期心绞痛症状加重，推测与左主干开口密切相关。决定策略：处理左主干开口，采用 Szabo 技术精确定位。当然常规也进行了 IVUS 辅助诊疗。治疗效果非常好。

（4）总之，本案例 PCI 的顺利成功（用时不超过 30 分钟，造影剂不超过 150ml）依赖于口部精确定位的应用，当然也包括对患者临床情况的把握，采取何种策略、方案，术前的准确仔细预判，是综合考虑策略及娴熟应用 Szabo 技术的最好的结果。

（杨胜利　申吉华　宁　雕　李世峰　张利伟）

病例2 经桡动脉 Szabo 技术治疗 LMS 开口狭窄 1 例

【简要病史】

患者高某，男性，57 岁，主因"间断胸闷 2 周"于 2020 年 1 月 6 日收入某医院心内科。

心血管病危险因素：高血压 5 年、高脂血症 6 年。

心电图（图 8-13）：窦性心律，心动过缓，未见 ST-T 明显改变。

超声心动图（图 8-14）：左心房增大，主动脉瓣反流（轻度），三尖瓣反流（轻度），左心室舒张末期内径 45mm，LVEF 72%。

实验室检查：心肌肌钙蛋白 I（cTnI）（−）；肌酸激酶同工酶（CK-MB）（−）；估算肾小球滤过率（eGFR）76.24ml/（min·1.73m^2）。

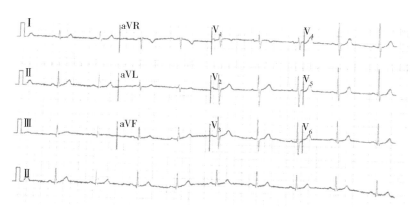

图 8-13 心电图：窦性心律，心动过缓，未见 ST-T 明显改变

诊断提示（Diagnostic Hint）：①窦性心动过缓；②Ⅱ、Ⅲ、aVF、V$_5$、V$_6$ 可见 q 波，请结合临床

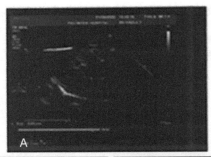

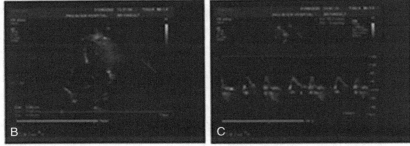

图8-14 入院超声心动图：左心房增大，主动脉瓣反流（轻度），三尖瓣反流（轻度）

基本测量：主动脉窦部内径34mm，升主动脉内径33mm（≤38mm，窦管交界处上方测量）；左心房大小约39mm×43mm×57mm（男≤38mm，女≤36mm）；右心房左右径37mm（男≤42mm，女≤39mm）；室间隔舒张末期厚度7mm（＜12mm）；左心室后壁舒张末期厚度9mm（＜12mm）；左心室舒张末期内径45mm（男≤54mm，女≤50mm）；左心室射血分数72%（≥55%）；右心室左右径36mm（男≤42mm，女≤39mm）；主肺动脉内径21mm（≤27mm）；舒张期过二、三尖瓣正向血流速度正常范围，收缩期过主动脉瓣、肺动脉正向血流速度正常范围（括号内为成人正常参考值）。

具体描述：①左心房增大，余房、室腔内径正常范围。②室间隔及室壁厚度、增厚率及运动未见明显异常。③各瓣膜结构、形态及运动未见明显异常。CDFI：舒张期主动脉瓣见少量反流信号；收缩期三尖瓣见少量反流信号，TRV_{max}：248cm/s，PG；25mmHg，TI法估测SPAP：30mmHg。④大血管根部结构及运动未见明显异常。⑤心包未见明显异常。

超声提示：左心房增大，主动脉瓣反流（轻度），三尖瓣反流（轻度）

入院予以负荷氯吡格雷和阿司匹林后行冠状动脉造影检查。

【冠状动脉造影结果】

穿刺右侧桡动脉，6F 血管鞘，Tiger 造影导管。造影发现：LMS 开口狭窄 70%（图 8-15）。

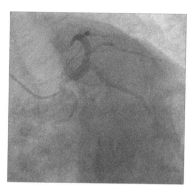

图 8-15　LMS 开口狭窄 70%

【病例分析及初始策略选择】

患者中年男性，有高血压、高脂血症危险因素，胸闷发作 2 周，造影结果提示左主干开口及近段狭窄 70%，不累及前三叉，且左主干有一定长度，有介入治疗的指征，给予左主干开口及近段短支架植入术介入治疗。Szabo 技术能够精准覆盖左主干开口，又不对以后的介入诊治造成困难，因而选择 Szabo 技术精准处理左主干开口病变。

【PCI 过程】

LMS-PCI：选择 6F XB LAD3.5 指引导管到位，送入 BMW 及 Runthrough NS 导丝分别入前降支及回旋支，使用 NC Trek 3.0mm×12mm 球囊以 16atm 预扩张，病变充分扩张，将 BMW 导丝送入冠状窦，采用 Szabo 技术植入 GuReater（乐普）4.5mm×15mm 支架以 18atm 扩张，NC Sprinter 5.0mm×15mm 球囊以 18atm、20atm、22atm 后扩张。多体位造影提示支架覆盖完全，扩张充分（图 8-16 和图 8-17）。

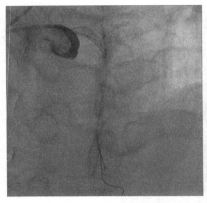 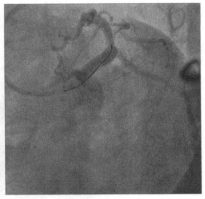

图 8-16 支架定位   图 8-17 最终结果

【该病例的教学点】

（1）综合相关指南及该患者危险评分，CABG 可以作为选项之一，但该患者拒绝 CABG，要求 PCI，根据患者临床及解剖状况并结合 AHA 指南，可以行 PCI（推荐级别 Ⅱa 级）。

（2）术式选择问题：由于患者为左主干病变，采用 Szabo 技术精确定位取得了非常满意的效果。不足之处在于未在术前行 IVUS 检查进一步了解左主干病变的最小管腔面积，根据 IVUS 指导支架植入，可以更精确选择支架大小并避免支架贴壁不良的发生。笔者团队选择了当时手术室最大直径的支架植入，随后又给予大于两个尺寸的非顺应性球囊并充分后扩，达到了很好的效果。

（杨胜利 杨 泉 姚宏英）

病例 3 经股动脉 Szabo 技术治疗 LMS 开口狭窄 1 例

【简要病史】

患者董某，男性，58 岁，主因"间断胸痛 9 年加重 6 个月"于

2018 年 12 月 16 日收入某医院心内科。

心血管病危险因素：高血压 3 年，糖尿病 3 年，高脂血症 9 年，十二指肠溃疡 40 年，吸烟 40 年，每日 10 支，饮酒 40 年，每日约摄入 32g 酒精。

心电图（图 8-18）：窦性心律。

超声心动图（图 8-19）：LVIDd 50mm，LVEF 60%，左心室前壁心尖段运动及增厚略减低。

实验室检查：cTnI（－）；CK–MB（－）；BNP（－）；eGFR 107.1ml/（min·1.73m²）。

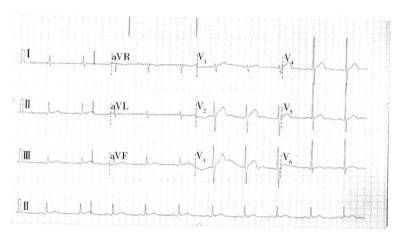

图 8-18 入院心电图：窦性心律

入院后予以负荷氯吡格雷和阿司匹林，然后行冠状动脉造影检查。

【冠状动脉造影结果】

穿刺右侧桡动脉，6F 血管鞘，Tiger 造影导管。造影发现：LMS 开口及近中段狭窄 90%，LAD 未见明显狭窄，LCX 未见明显狭窄，PDA（后降支）近段狭窄 30%（图 8-20）。

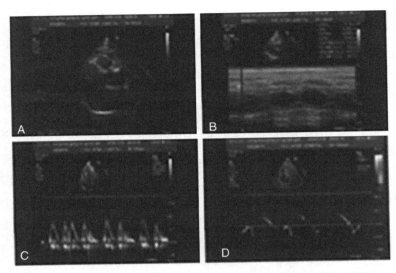

图 8-19　入院超声心动图：左心室前壁心尖段运动及增厚略减低

基本测量：升主动脉内径 31mm（≤ 38mm）；左心房前后径 36mm（男≤ 38mm，女≤ 36mm）；室间隔舒张末期厚度 9mm（< 12mm）；左心室舒张末期内径 49mm（男≤ 54mm，女≤ 50mm）；左心室后壁舒张末期厚度 9mm（< 12mm）；左心室射血分数：65%（≥ 55%）；主肺动脉内径 23mm（≤ 27mm）；右心室左右径 30mm（男≤ 42mm，女≤ 39mm）；右心房左右径 36mm（男≤ 42mm，女≤ 39mm）；舒张期过二、三尖瓣正向血流速度正常范围，收缩期过主动脉瓣、肺动脉瓣正向血流速度正常范围。多普勒评价过二尖瓣血流频谱 E/A > 1。二尖瓣环组织多普勒检查；e'/a' < 1（括号内为成人正常参考值）。

具体描述：大血管：主动脉根部内径正常，肺动脉主干内径正常。心房：左心房内径正常。右心房内径正常。左心室：左心室内径正常。左心室室壁厚度正常。静息状态下左心室室壁收缩活动未见明显异常。右心室：右心室内径正常。右心室室壁厚度正常。右心室室壁运动正常。二尖瓣：二尖瓣未见明显异常；CDFI：二尖瓣未见反流。三尖瓣：三尖瓣结构和功能未见明显异常。CDFI：三尖瓣未见反流。主动脉瓣：主动脉瓣三瓣缘增厚，回声增强。CDFI：主动脉瓣未见反流。肺动脉瓣：肺动脉瓣结构和功能未见明显异常。心包 / 胸腔积液：未见心包积液。心包未见明显异常。

结论：左心室舒张功能减退

【病例分析及初始策略选择】

患者为中年男性，有高血压、高脂血症、糖尿病等危险因素，结合症状考虑为不稳定型心绞痛，根据造影结果考虑左主干病变，SYNTAX 评分 20 分，有冠状动脉搭桥指征，患者及其家属拒绝搭桥，结合患者冠状动脉不累及前三叉，给予左主干介入治疗。患者左主干开口病变，可考虑支架伸出左主干口部 3 ～ 5mm，但植入精准度较难掌握，也容易造成再次介入治疗时导管到位困难及损伤支架。而支架伸入左主干过多一方面不容易完全覆盖左主干开口病变，另一方面容易累及前三叉，因而选择口部行 Szabo 技术精准植入支架。

【PCI 过程】

LMS-PCI：穿刺右侧股动脉，置入 6F 股动脉鞘，使用 6F XB 3.5 指引导管，无法到位，改为 6F JL4.0 指引导管成功送至左主干开口，送入 Runthrough 导丝至前降支远端，送入 BMW 导丝至主动脉窦防止指引导管进入左主干，使用 Sprinter 2.5mm×12mm 球囊以 14atm、14atm、16atm 扩张，用 Szabo 技术于左主干开口及近段植入 Resolute 3.5mm×12mm 支架，以 14atm 释放，支架球囊退出约 5mm 以 18atm 扩张 1 次，使用 NC Sprinter 4.0mm×12mm，以 18atm、20atm、22atm 后扩张（图 8-21 ～ 图 8-25）。

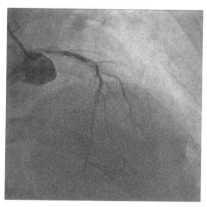 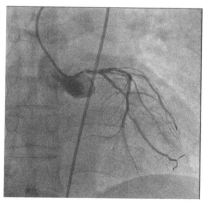

图 8-20 桡动脉造影：左主干近段狭窄 90%

图 8-21 股动脉造影：LMSp 90%

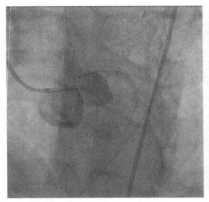
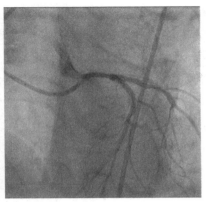

图 8-22　Szabo 技术定位　　　　图 8-23　支架植入后即刻结果

【该病例的教学点】

（1）综合相关指南及该患者危险评分，CABG 或 PCI 均可选择。患者拒绝 CABG，要求 PCI，根据患者临床及解剖状况并结合 AHA 指南，可以行 PCI（推荐级别 Ⅱ a 级）。

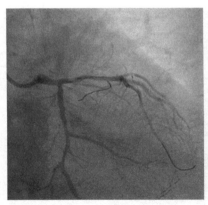
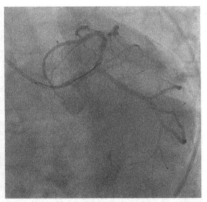

图 8-24　右肝位最终结果　　　　图 8-25　蜘蛛位最终结果

（2）术式选择问题：由于患者为左主干病变，采用 Szabo 技术精确定位，取得了较满意的效果。不足之处在于未在术前行 IVUS 检查进一步了解左主干病变的最小管腔面积，根据 IVUS 指导支架植入。笔者团队根据经验选择较合适的支架植入，随后又给予较大尺寸的非顺应性球囊并给予较大压力的后扩，达到了预期满意的效果。

（杨胜利　杨　泉　王光亮　陈学智）

病例 4 经桡动脉 Szabo 技术治疗 LMS 开口狭窄合并 LAD、LCX 严重钙化病变 PCI 1 例

【简要病史】

患者马某，女性，66 岁，主因"反复发作性胸痛 30 年，加重伴气短 3 天"入河北以岭医院心血管病科一病区。

心血管病危险因素：糖尿病病史 30 余年，高血压病史 20 余年，无吸烟史。

心电图：窦性心动过速，aVR 导联 ST 段抬高 0.2mV，Ⅰ、Ⅱ、aVL、aVF、$V_4 \sim V_6$ 导联 ST 段压低 $0.05 \sim 0.2$mV（图 8-26）。

超声心动图：LVIDd 48mm，LVEF 54%（图 8-27）。

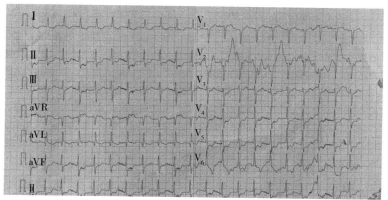

图 8-26　入院心电图：aVR 导联 ST 段抬高 0.2mV，Ⅰ、Ⅱ、aVL、aVF、$V_4 \sim V_6$ 导联 ST 段压低 $0.05 \sim 0.2$mV

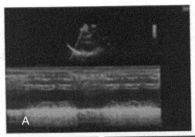

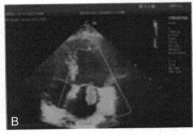

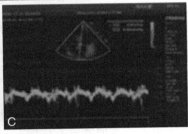

图 8-27 入院超声心动图

超声测值：

AO 窦部	28mm	LA	36mm	LA 横径	35mm	RA 横径	32mm	
IVS	10mm	LVPW	9mm	RV	20mm	PA	20mm	
LVIDd	48mm	LVIDs	34mm	EDV	105ml	ESV	48ml	SV 56ml
EF	54%	FS	28%	HR	115 次/分	CO	6.5L/min	

①普通二维及 M 型超声：主动脉及主肺动脉内径正常，大动脉关系正常，各房室腔形态大小正常。房室间隔连续，未见未闭导管，室间隔与左心室壁厚度正常，左心室心尖部运动明显减弱，余室壁运动幅度尚可，各瓣膜形态启闭正常。心包腔未见异常回声。下腔静脉近心段内径约 18mm，呼吸塌陷率小于 50%。②CDFI：主动脉瓣口可见反流；二、三尖瓣口可见反流。③PW：二尖瓣 E 峰流速约 97cm/s，A 峰流速约 27cm/s，E/A＞2。三尖瓣反流速度约 309cm/s，压差 38mmHg，估测肺动脉压约 46mmHg。④TDI：二尖瓣间隔侧运动速度 e'=2.9cm/s，E/e'=33.4。

诊断意见：左心室心尖部运动明显减低，主动脉瓣轻度反流，二、三尖瓣轻度反流，肺动脉高压轻度可能，左心室收缩功能正常低限，舒张功能减低

实验室检查：血肌钙蛋白 I 4.07μg/L，TC 3.48mmol/L，LDL-C 1.91mmol/L，肌酐 95.3μmol/L，血糖 20.6mmol/L。

入院后予以纠正心力衰竭，负荷替格瑞洛和阿司匹林后复查心电图（图 8-28），行冠状动脉造影检查。

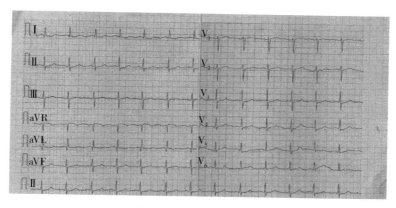

图 8-28 治疗后心电图

【冠状动脉造影结果】

选用右侧桡动脉径路，6F 血管鞘。Tiger 造影导管。造影发现冠状动脉呈右优势型，冠状动脉走行区可见明显钙化影；LMS：自开口起始全程可见最重 90% 以上弥漫性狭窄；LAD：开口至近段可见狭窄最重处达 99%，前向血流 TIMI 1 级；LCX：开口至近段可见 90% 局限性狭窄，中段可见最重约 80% 弥漫性狭窄，OM1 血管细小，开口至近段可见 90% 局限性狭窄（图 8-29）。RCA：中段可见约 60% 狭窄（图 8-30 和图 8-31）。

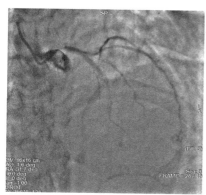

图 8-29 冠状动脉造影

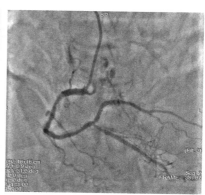

图 8-30 RCA 正头位

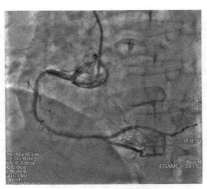

图 8-31　RCA 左前斜位

【病例分析及初始策略选择】

本患者因急性左心衰竭并心肌梗死入院。EuroSCORE 评分 8 分（死亡风险 11.2%），SYNTAX 评分 40 分。本病例治疗策略选择：根据相关指南，首选冠状动脉旁路移植术（CABG）。患者坚决拒绝 CABG，要求 PCI。PCI 策略选择：仔细分析图像，并结合患者基本心功能情况，可以尝试 PCI，决定必要时行冠脉斑块旋磨术后植入支架治疗。

【PCI 过程】

选 XB LAD GC 至左冠状动脉开口部，选 Runthrough NS 导丝通过 LMS 达 LCX 远段，BMW Ⅱ 导丝通过 LMS 达 LAD 远段，选 2.0mm × 15mm 波科 Emerge™ 球囊以（16 ～ 18）atm × 5 秒参数于 LMS 病变处预扩张，重复造影可见残余狭窄 70%，前向血流 TIMI 3 级，再选 2.5mm × 12mm Quantum™ Maverick™ 非顺应性球囊以（16 ～ 20）atm × 5 秒参数于 LMS 病变处扩张，重复造影示残余狭窄约 60%，将 3.5mm × 12mm 美敦力 Endeavor 药物洗脱支架应用 Szabo 技术送入 LMS 开口病变处精确定位以 11atm × 5 秒参数释放（图 8-32 和图 8-33），重复造影示支架贴壁欠佳。选 4.0mm × 8mm Quantum™ Maverick™ 非顺应性球囊以（16 ～ 22）atm × 5 秒

参数于 LMS 支架内分段扩张，再选 5.0mm×8mm Quantum™
Maverick™ 非顺应性球囊以（16～18）atm×5 秒参数于 LMS 支架
近段扩张。重复造影示支架贴壁良好，前向血流 TIMI 3 级。LAD
近中段可见弥漫性狭窄，狭窄最重处约95%，先后选2.0mm×15mm、
1.5mm×15mm 波科 Emerge™ 球囊，均难以通过 LAD 近中段病变处，
决定启动冠状动脉旋磨术，经 Finecross 微导管通过 LAD 交换旋磨
导丝达远端。选 1.25mm 波科旋磨头送入 LAD 近段以 160 000 转 /
分的速度充分旋磨近段病变处达中段（图 8–34），重复造影示未见
夹层及撕裂影（图 8–35），前向血流 TIMI 3 级。交换 Runthrough
NS 导丝通过 LAD 近中段病变处达远端，选 2.0mm×15mm 波科
Emerge™ 球囊以（12～16）atm×5 秒参数于 LAD 病变处分段预
扩张，选 2.5mm×38mm 海利欧斯药物洗脱支架送入 LAD 近中段病
变处以 10atm×5 秒参数释放，重复造影示支架贴壁欠佳（图 8–36）。
选 2.5mm×12mm Quantum™ Maverick™ 非顺应性球囊以（16～22）
atm×5 秒参数于 LAD 支架内分段扩张，重复造影示支架膨胀贴壁
良好，前向血流 TIMI 3 级。选 Runthrough NS 导丝通过 LCX 开口
至近段病变处达远端，选第二根 2.0mm×15mm 波科 Emerge™ 球
囊以（12～18）atm×5 秒分段扩张 LCX 病变处。再选 2.0mm×5mm
乐普切割球囊以（6～10）atm×10 秒于 LCX 开口处预处理病变，
难以送入近中段病变处，再选 2.5mm×8mm Quantum™ Maverick™
非顺应性球囊以（12～16）atm×5 秒参数于 LCX 病变处分段扩张。
重复造影示未见夹层撕裂影，残余狭窄＜30%，选 2.0mm×28mm
乐普药物涂层球囊以 16atm×70 秒参数处理 LCX 开口至近段病变
（图 8–37），重复造影 LCX 残余狭窄＜30%，未见夹层撕裂影（图
8–38）。再选 5.0mm×8mm Quantum™ Maverick™ 非顺应性球囊以
（16～18）atm×5 秒参数于 LMS 扩张开口支架。重复造影示支架
贴壁良好（图 8–39），前向血流 TIMI 3 级。

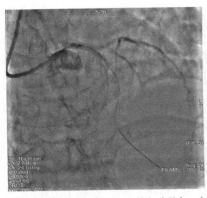

图 8-32　左冠状动脉(LCA)左头位(一)　图 8-33　左冠状动脉(LCA)左头位(二)

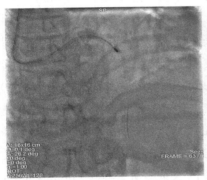
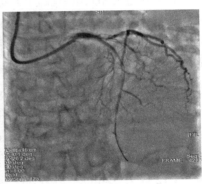

图 8-34　前降支近段旋磨（LADp ）　图 8-35　左头位重复造影（一）

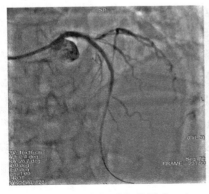
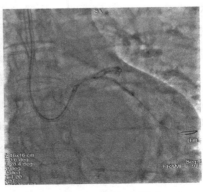

图 8-36　左头位重复造影（二）　图 8-37　正头位重复造影（一）

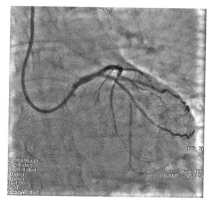 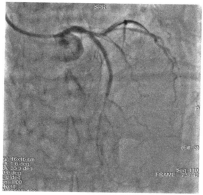

图 8-38　正头位重复造影（二）　　图 8-39　左头位重复造影（三）

【该病例的教学点】

（1）综合相关指南及该患者危险评分，CABG 为首选，但该患者拒绝 CABG，要求 PCI。患者临床症状为反复发作自发性心绞痛，入院时虽存在严重心力衰竭，但经药物优化治疗后患者可以平卧，临床心力衰竭症状和体征基本消失（NYHA 心功能分级Ⅲ级）。

（2）涉及左主干病变且患者存在心力衰竭临床情况，建议术前备好 IABP，必要时可穿刺股动脉保留鞘管，本病例患者术前可平卧，近 3 天未发作急性心力衰竭，术中 IABP 泵备用，一旦术中出现血压下降，保证迅速置入 IABP 泵。

（3）由于患者左主干开口病变狭窄严重，指引导管不能到位，漂浮于左冠状窦底，选取工作导丝漂入左冠状动脉开口进入回旋支或前降支均可，再选取另一工作导丝进入另一分支，迅速进行预扩张，解除左主干的严重狭窄，此步骤的实施过程要迅速，避免反复尝试，甚至导丝脱出，从而避免导丝进入影响左冠状动脉血流引起的血压下降、胸痛发作，甚至心搏骤停。

（4）在左冠状动脉开口行预处理后如无法扩张，需立即启动旋磨，故旋磨设备应提前备好，随时准备旋磨。

（5）左主干开口预处理后，球囊能够扩张且狭窄程度减轻，可直接植入支架，支架长度的选取以不影响 LAD、LCX 开口仅植入左主干为佳，选取 Szabo 术式在左主干开口植入支架能够做到快速精确，避免反复造影影响左冠状动脉血流，此病例支架到位后1～2次造影后即释放支架，可最大程度降低患者的左冠状动脉缺血程度。

（6）此后对 LAD、LCX 的处理应结合前三叉斑块累及程度，选择于 LAD 开口至近中段植入支架，不与 LMS 支架相衔接，以便更好地处理 LCX 血管病变。

（7）总之，本例 PCI 能够顺利成功，得益于前期的药物优化治疗对心功能的改善、术前方案的周密制订，以及术中介入团队的紧密合作。

【经验教训】

（1）此类钙化病变在介入处理过程中是存在巨大风险的，本次病例的成功实施虽避免了对左主干斑块的旋磨术，但是面对严重钙化病变，除了考虑旋磨外，如能实施冲击波球囊预处理钙化斑块，可能对患者血管的预处理效果会更好。

（2）本病例存在一定不足，即未能实施 IVUS 检查，未能获得精确的腔内影像学指导，希望能得到该病例长期临床随访的反馈。

（葛岳鑫　洪　衡　王　磊　何　玲）

病例5　经桡动脉 Szabo 技术处理左主干开口病变

【简要病史】

患者解某，男性，68岁，主因"间断劳累后剑突下疼痛10余天"收入河北以岭医院心血管病科二病区。

冠心病危险因素：老年、男性、吸烟、高血压、血脂异常。

心电图：窦性心律，心室率68次/分，非特异性J点压低。

超声心动图：主动脉窦部增宽，左心室大小正常，LVEF 62%。冠状动脉血管造影CT：左主干冠状动脉节段性非钙化斑块，管腔中重度狭窄，左冠状动脉前降支近段局限性钙化斑块，管腔轻微狭窄，中段浅表型心肌桥。

实验室检查：血肌钙蛋白（-），TC 5.95mmol/L，肌酐71.0μmol/L，血糖7.85mmol/L。尿素氮（BUN）3.54mmol/L，尿酸262.6μmol/L。血小板聚集功能测定（二磷酸腺苷）42.20%，血小板聚集功能测定（花生四烯酸）14.2%（2023年4月28日）。

入院前已口服氯吡格雷和阿司匹林7天，行冠状动脉造影检查，术后根据血小板聚集功能测定，为进一步强化抗栓，将氯吡格雷改为替格瑞洛。

【冠状动脉造影结果】

选用右侧桡动脉径路，6F血管鞘。Tiger造影导管。造影发现冠状动脉分布呈右优势型，LMS开口85%局限性狭窄；LAD：中段不规则，前向血流TIMI 3级；LCX：未见明显狭窄，前向血流TIMI 3级；RCA近中段及中远段不规则，前向血流TIMI 3级（图8-40～图8-43）。

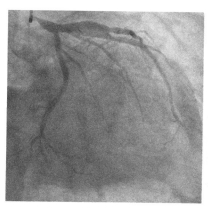
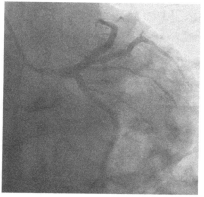

图8-40　左冠状动脉造影（右肝位）　　图8-41　左冠状动脉造影（正足位）

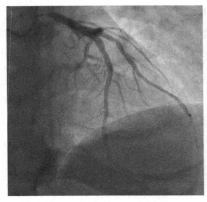 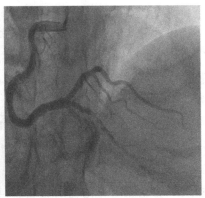

图 8-42　左冠状动脉造影（正头位）　　图 8-43　RCA 造影（正头位）

【病例分析及初始策略选择】

本患者有典型初发劳力性心绞痛特点，造影提示 LMS 开口严重狭窄，为无保护左主干病变。EuroSCORE 评分死亡风险 1.59%，EuroSCORE Ⅱ 评分死亡风险 0.63%，SYNTAX 评分 11 分。本病例治疗策略选择：根据相关指南，可以考虑首选 PCI。PCI 策略选择：仔细分析图像，LMS 粗大，且病变位于口部，支架贴壁膨胀情况的评估及口部精确定位尤为重要，故选择 IVUS 指导下的 PCI，支架植入时选择 Szabo 技术精确定位。

【PCI 过程】

LMS-PCI：选用 6F JL4.0 指引导管至左冠状动脉开口，选 Runthrough NS 导丝通过 LMS 病变至 LAD 远端，选 BMW Ⅱ 导丝通过 LMS 病变至 LCX 远端，送 IVUS 导管至 LMS 评估 LMS 病变情况。选 2.5mm×12mm 波科 Emerge™ 球囊以（6～12）atm×5 秒参数于 LMS 病变处扩张，重复造影示 LMS 病变残余狭窄 50%～60%。BMW Ⅱ 导丝漂浮于左冠状窦，选 4.0mm×13mm 海利欧斯药物洗脱支架采用 Szabo 术式送入 LMS 病变处，由于指引导管支撑欠佳，多次尝试无法成功，换用 6F XB LAD 3.5 指引导管至左冠状动脉开口，Runthrough NS 导丝通过 LMS 病变至 LAD 远端，再次选 4.0mm×13mm 海利欧斯药物洗脱支架采用 Szabo 术式送入 LMS 病变处，以 16atm×5 秒参数释放，重复造影示支架贴壁欠佳。选 4.5mm×12mm Quantum™ Maverick™ 球囊以（16～20）atm×5 秒参数于 LMS 支架内分段扩张，重复造影示支架贴壁欠佳，选 5.0mm×8mm Quantum™ Maverick™ 球囊以（16～20）atm×5 秒参数于 LMS 支架内近端扩张。重复造影示 LMS 支架膨胀贴壁良好，未见夹层撕裂影，前向血流 TIMI 3 级，心包未见异常影像。复查 IVUS 提示：支架膨胀贴壁良好，支架两端无撕裂。撤导丝、导管，手术结束（图 8-44～图 8-53）。

【随访结果】

术后患者症状完全缓解，由于时间短，尚未进行造影随访。

【该病例的教学点】

（1）综合考虑相关指南及该患者危险评分，PCI 及 CABG 均可作为首选考虑。患者主要病变位于 LMS，其他冠状动脉血管没有明显狭窄，考虑 PCI 为微创手术，故可以作为类似患者的首选策略。

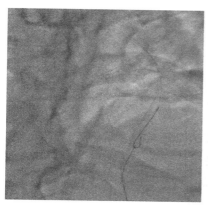

图 8-44　2.5mm×12mm 球囊预扩张 LMS 开口病变

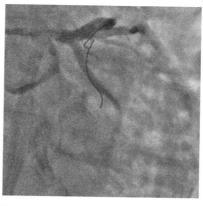

图 8-45　LMS 预扩张后造影（正足位）

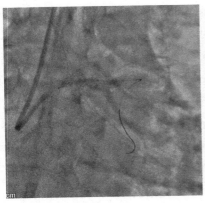 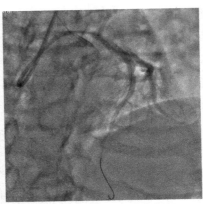

图 8-46 Szabo 技术支架定位（正足位）　图 8-47 Szabo 技术支架定位（正头位）

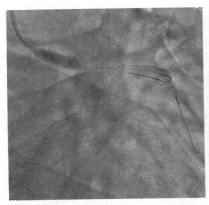 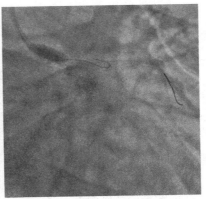

图 8-48　4.5mm×12mm Quantum™　图 8-49　5.0mm×8mm Quantum™
Maverick™ 球囊于支架内后扩张　　　Maverick™ 球囊于支架内后扩张

（2）IABP 的使用问题：该患者 LMS 病变为无保护 LMS 病变，术中一旦出现 LMS 急性血栓、夹层撕裂等紧急情况，结果可能是灾难性的。根据术者多年临床经验并结合该患者临床情况，可以不预防置入 IABP，但一定要备用。

（3）术式选择问题：使用一般支架定位方式可能存在不能完全覆盖 LMS 口部病变或支架凸出 LMS 口部过多的情况，导致以后复查时导管再次到位时困难及处理其他左冠状动脉血管时导丝误穿支架网眼的可能性增大。故选择 Szabo 技术处理 LMS 开口病变可以确保支架既完全覆盖 LMS 开口，又凸出 LMS 开口支架很少，且根据 LMS 从主动脉窦发出的角度，支架凸出部分主要位于 LMS 开口下缘，确保今后复查造影时导管可相对容易到位。

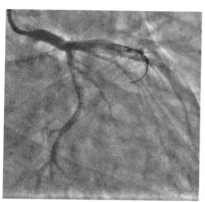 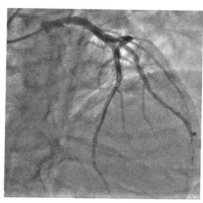

图 8-50　左主干支架术后（正足位）　　图 8-51　左主干支架术后（正头位）

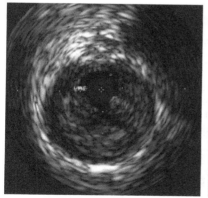 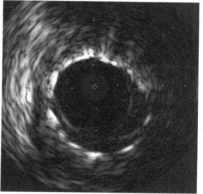

图 8-52　预扩张后左主干开口病变 IVUS 图像

图 8-53　左主干开口支架术后 IVUS 图像

（4）IVUS 应用对该患者的介入治疗有重要意义。由于 LMS 位置的重要性，支架贴壁及膨胀良好对减少再狭窄及急性、亚急性血栓形成尤为重要。该患者 LMS 开口狭窄明显，IVUS 检查在球囊预扩张后进行。IVUS 检查结果提示：LMS 真实管腔直径甚至大于 5.0mm，而笔者导管室现有支架直径最大 4.0mm，所以选择大号后扩球囊进行充分后扩尤为重要（图 8-48，图 8-49，图 8-52，图 8-53）。

【经验教训】

（1）考虑到强支撑指引导管在操作过程中增加 LMS 口部损伤及不小心深插堵塞 LMS 口部影响左冠状动脉血流的可能性，开始选择了 6F JL4.0 指引导管。但在植入支架时发现指引导管支撑力不足，所以术中更换 6F XB LAD 3.5 指引导管后顺利植入支架。更换的前提是 LMS 未发现明显夹层撕裂，且操作一定要轻柔。更安全的方式可能是加用延长导管辅助支架植入，但考虑到患者经济情况及可能增加的操作复杂性，当时未采取该方式。

（2）开口病变预扩张时注意球囊应尽可能覆盖病变，扩张时开始加压应相对缓慢以防止球囊滑动，不要一开始就选择较大球囊扩张，尽量避免不规则内膜撕裂的产生。对于 LMS 开口病变，应注意球囊扩张时不要持续过长时间，严密观察患者生命体征、症状并监测心电图变化。该例患者 IVUS 提示 LMS 斑块为纤维脂质斑块，无钙化斑块，选用 2.5mm×12mm 预扩张球囊，最大以 12atm 的压力扩张，扩张过程观察球囊扩张形态饱满，复查造影未见明显夹层撕裂（图 8-45），故随后进行了支架植入。使用切割球囊扩张也可能是一个好的选项，但考虑开始即使用切割球囊可能存在球囊通过困难的问题。另外，切割球囊膨胀及回缩操作均要慢，可能增加缺血风险，故考虑该患者无明显钙化病变，预扩张球囊膨胀较好，未进一步进行更大球囊或切割球囊的扩张。当然没有进一步的扩张也可能导致支架输送困难，但更换支撑力更强的指引导管解决了问题。

（3）在冠状动脉开口应用 Szabo 技术放置支架时，为增加支撑及更好地固定支架，注意主支导丝应尽可能放置较远，漂浮在主动脉窦穿过支架末端网眼的导丝也应放置较远，实际开始操作时，笔者团队没注意到该要点，产生了一定的支架通过及定位问题，随后注意到此问题并顺利解决（图 8-46 和图 8-47）。

（4）应用 Szabo 技术放置支架后，回撤经支架网眼漂浮于主动脉窦的导丝重新进入 LMS 至 LAD 远端，可以有助于稳定系统，使后扩球囊通过更顺畅，且指引导管可部分进入 LMS 支架内，减少导管对少许凸出 LMS 口部支架损伤的可能性。

（洪　衡　张朴强　赵　明　刘晓玲）

病例 6 经肱动脉 Szabo 技术治疗超高龄女性合并左右冠状动脉双开口狭窄 1 例

【简要病史】

患者郭某，女性，85 岁，主因"间断胸痛 1.5 年，加重 2.5 小时"于 2023 年 4 月 1 日收入河北以岭医院心血管病科 CCU。

1.5 年前因胸痛就诊于当地医院，诊断为急性非 ST 段抬高心肌梗死、心力衰竭，行超声心动图：左心扩大、左心室壁节段性运动异常、左心室心尖部室壁瘤形成、左心室收缩功能正常低限（LVEF 51%）；行冠状动脉造影：LMS 末端可见约 70% 局限狭窄，LAD 散在斑块浸润，近段可见一长段不规则狭窄，最重约 99%，D1 血管近段可见一局限狭窄约 80%；LCX 自近段完全慢性闭塞，RCA 多发斑块浸润，第二转折处可见一长段管状狭窄 50%，后三叉前可见一长段不规则狭窄，最重约 80%；于 LMS–LAD 串联植入支架 2 枚，出院后规律口服阿司匹林肠溶片、氯吡格雷；约 1 年前患者出现上消化道出血，故停用阿司匹林肠溶片；约 6 个月前停用氯吡格雷片。

心血管病危险因素：高血压病史 20 余年；陈旧性心肌梗死、心力衰竭病史 1.5 年；上消化道出血病史 1 年。

心电图（图 8-54）：窦性心律，一度房室传导阻滞，Ⅰ、Ⅱ、$V_2 \sim V_6$ 导联 T 波不对称性倒置，ST 段压低 0.1 ~ 0.6mV。

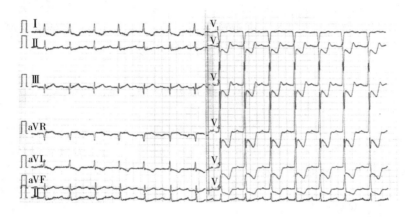

图 8-54 入院心电图

超声心动图（图 8-55）：左心室舒张期末期内径（LVIDd）50mm，LVEF 46%，左心室壁节段性运动异常。

实验室检查：血肌钙蛋白 14.65ng/ml；氨基末端脑利钠肽前体（NT-proBNP）3419pg/ml；肌酐 66.7μmol/L。

入院后予以负荷氯吡格雷和阿司匹林，然后行急诊冠状动脉造影检查。

【第一次冠状动脉造影结果】

取右侧桡动脉路径，5F TIG 造影导管，造影发现 LMS 至 LAD 原支架内近段管壁不规则，其后可见 90% 局限性狭窄，LAD 中段

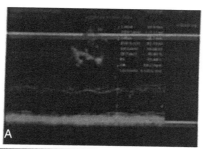

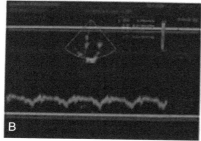
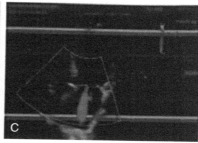

图 8-55　入院超声心动图

平卧位扫查，部分切面显示不清，超声测值仅供参考：

AO 窦部 25mm　LA　　33mm　LA 横径 37mm　　RA 横径 27mm
IVS　　8mm　LVPW 9mm　RV　　18mm　PA　　19mm
LVIDd 50mm LVIDs 38mm EDV　　117ml　ESV　　62ml　　SV 55ml
EF　　46%　FS　　23%　HR　　83 次 / 分　CO　　4.5L/min

①普通二维及 M 型超声：主动脉及主肺动脉内径正常，大动脉关系未见异常。各房室腔形态大小正常。未见未闭导管，房室间隔连续好。室间隔与左心室后壁厚度正常，左心室后壁、下壁运动幅度减低，余左室壁运动幅度尚可。主动脉瓣及二尖瓣后叶增厚，回声增强，主动脉瓣开放受限，余各瓣膜形态启闭正常。心包腔未见异常回声。②CDFI：主动脉瓣可见反流血流，二尖瓣可见反流血流。③PW：二尖瓣 E 峰流速约 62cm/s，A 峰流速约 104cm/s，E/A ＜ 1。CW：主动脉瓣上流速约 246cm/s，平均跨瓣压差约 12mmHg。④TDI：二尖瓣环间隔侧运动速度 e'=3.8cm/s，E/e'=16.3。

诊断意见：左室壁节段性运动异常，主动脉瓣钙化、轻度狭窄并轻度反流，二尖瓣后叶钙化并中度反流，左心室功能减低可见弥漫性狭窄，最重约 60%，远段可见约 5mm 心肌桥，收缩期压迫约 70%，前向血流 TIMI 3 级，可见 LAD 向 LCX 提供侧支循环；LCX：开口以远完全闭塞，前向血流 TIMI 0 级；RCA 开口可见 90% 局限性狭窄，近段至中段弥漫性狭窄，最重约 80%，远段不规则，前向血流 TIMI 3 级，PDA 偏细，开口 80% 局限性狭窄（图 8-56 ～图 8-58）。

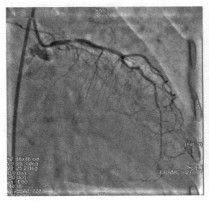

图 8-56　左冠状动脉右足位

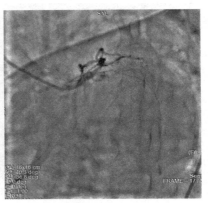

图 8-57　左冠状动脉左足位

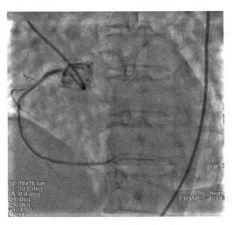

图 8-58　左冠状动脉左前斜位

【病例分析及初始策略选择】

本病例患者 1.5 年前在外院行冠状动脉造影（CAG）+ PCI，给予左主干至前降支（LMS-LAD）支架治疗，术后因消化道出血逐渐停用双联抗血小板药；近 1 天胸痛明显加重，急诊造影显示左主干 + 三支病变，LMS-LAD 原支架内再狭窄明显，LCX 慢性闭塞，RCA 弥漫性狭窄；心电图提示左主干或前降支近段病变；本病例治疗策略选择：根据指南，首选 CABG。家属坚决拒绝 CABG，要求 PCI。PCI 策略选择：仔细分析图像，本次胸痛罪犯血管为 LMS-LAD 原支架内再狭窄病变，结合 IVUS 证实 LMS-LAD 原支架膨胀不良；而回旋支为慢性闭塞病变，不宜本次急诊介入干预，右冠状动脉开口局限性狭窄，择期有缺血证据再决定是否干预。

【PCI 过程】

LMS-LAD-PCI：选 6F EBU 3.5 指引导管至左冠状动脉开口，选 Runthrough NS 指引导丝通过 LMS-LAD 原支架病变达其远端，选 2.0mm × 15mm 波科 Emerge™ 球囊于 LMS-LAD 原支架病变处以（12 ～ 16）atm × 8 秒参数充分扩张；操作过程中患者出现血压下降，给予多巴胺升压，血压恢复正常。重复造影示 LMS-LAD 原支架病变最重残余狭窄 50%，前向血流 TIMI 3 级；选 2.75mm × 12mm Quantum™ Maverick™ 非顺应性球囊支架内分别以（20 ～ 24）atm × 8 秒参数充分后扩张，选 2.75mm × 23mm 海利欧斯药物洗脱支架于 LMS-LAD 原支架病变处以 12atm × 10 秒参数释放，选 2.75mm × 12mm Quantum™ Maverick™ 非顺应性球囊支架内分别以（20 ～ 26）atm × 8 秒参数充分后扩张，复查造影支架贴壁良好（图 8-59）。因患者病情非常不稳定且不能耐受长时间手术，处理完 LMS 再狭窄病变后便结束手术返回 CCU。

【住院观察病情变化】

患者自入院当天行 LMS-LAD 介入术后仍有反复胸痛发作，再次回顾影像，结合患者症状、发作时心电图，考虑 LMS 开口、

RCA 开口至近中段弥漫性狭窄，以开口狭窄最重，建议继续介入干预 LMS 及 RCA 开口病变，但因患者合并心肌梗死后心力衰竭、胸腔积液，故再次手术风险相对较高，家属商议后拒绝再次上台手术；其间 NT-proBNP 指标进行性升高，胸腔积液增多；2023 年 4 月 15 日午餐后出现剑突下不适，伴乏力，查心电图示三度房室传导阻滞，Ⅱ、Ⅲ、aVF 导联 T 波倒置（图 8-60）。

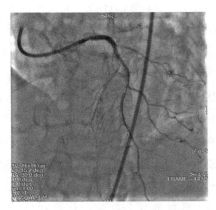

图 8-59 左冠状动脉左头位

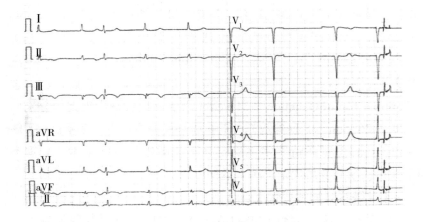

图 8-60 入院心电图

【病例分析及介入策略选择】

患者虽然于入院时（2023 年 4 月 1 日）介入干预 LMS-LAD 再狭窄病变，但仔细分析当时影像，考虑 LMS 开口仍存在残余狭窄，最重约 70%；RCA 开口至近中段均存在严重的残余狭窄，以开口狭窄最重，约 90%，且前向血流 TIMI 2 级；术后患者多次心绞痛发作，心功能改善不明显，曾多次建议继续介入干预 LMS 及 RCA 开口病变，家属均因病情危重、手术风险高而拒绝；因病情反复，药物控制不佳，家属经过反复商议后同意再次介入干预 LMS 及 RCA 开口病变，自愿承担手术风险并签字；前次选择股动脉路径，术后患者不能配合肢体制动，出现少量穿刺点渗血，故本次选择肱动脉路径。

【二次 PCI 过程】

RCA-PCI：选 6F JR3.5 指引导管至 RCA 开口，选 Runthrough NS 指引导丝通过 RCA 开口病变达其远端，选抛锚 BMW Ⅱ指引导丝置入右冠状窦底及主动脉中，选 2.0mm×15mm 波科 Emerge™ 球囊于 RCA 开口至近中段病变处以（12 ～ 16）atm×8 秒参数充分扩张；选 2.5mm×12mm Quantum™ Maverick™ 非顺应性球囊于 RCA 开口至近中段病变处以（16 ～ 22）atm×8 秒参数充分扩张；选 2.5mm×14mm 吉威 RDES Ⅱ药物洗脱支架应用 Szabo 技术送至 RCA 开口病变处以 12atm×10 秒参数释放；重复造影示 RCA 开口支架贴壁膨胀均欠佳，支架以远第一转折处至近中段弥漫性狭窄，最重残余狭窄 50%，前向血流 TIMI 3 级；因 RCA 全程钙化严重，故选另一 Runthrough NS 指引导丝通过 RCA 开口病变达其远端以增加支撑，选原 2.5mm×12mm Quantum™ Maverick™ 非顺应性球囊于 RCA 近中段至近段支架内以（16 ～ 20）atm×8 秒参数充分扩张，但仍不能前送至中远段第二转折前；重复造影示 RCA 近中段自第一转折处至中远段最重残余狭窄 50%，未见夹层撕裂影，前向血流 TIMI 3 级，考虑 RCA 近中段管腔较细，且钙化严重，故拟选药物球囊处理，选 2.0mm×31mm 乐普药物涂层冠状动脉球囊导管送至 RCA 近段至近中段病变处，因钙化严重不能继续前送，故就地以 12atm×50 秒参数释放处理，多体位造影提示 RCA 近中段可见夹层撕裂影；先后选 2.25mm×14mm 吉威 RDES Ⅱ 药物洗脱支架、2.5mm×14mm 吉威 RDES Ⅱ 药物洗脱支架串联置于 RCA 中段病变处，分别以 18atm×10 秒、20atm×10 秒参数释放，重复造影提示 RCA 近中段支架贴壁膨胀欠佳，选 2.75mm×12mm Quantum™ Maverick™ 非顺应性球囊于近中段至开口支架内以（18～24）atm×8 秒参数充分后扩张，复查造影 RCA 开口至中段支架贴壁膨胀均良好，前向血流 TIMI 3 级（图 8-61～图 8-66）。

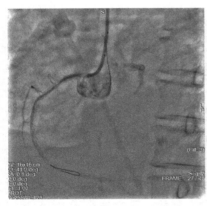 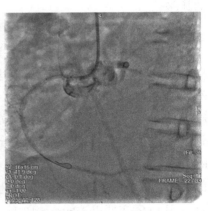

图 8-61　右冠状动脉正头位（一）　　图 8-62　右冠状动脉正头位（二）

LMS-PCI：更换 6F JL4.0 指引导管至 LMS 开口，选 Runthrough NS 指引导丝通过 LMS 开口病变送至 LAD 远端，选另一根抛锚 Runthrough NS 指引导丝置于主动脉窦及主动脉中，选原 2.75mm×12mm Quantum™ Maverick™ 非顺应性球囊于 LMS 开口至近段原支架内以（18～24）atm×8 秒参数充分扩张，选 3.0mm×14mm 吉威 RDES Ⅱ 药物洗脱支架应用 Szabo 技术送至 LMS 开口病变处至 LAD 近段原支架内，以 18atm×10 秒参数释放，重复造影提示 LMS 开口支架贴壁膨胀欠佳，选 3.25mm × 12mm Quantum™ Maverick™ 非顺应性球囊于 LAD 近段至 LMS 开口支架内，以（18～22）atm × 10 秒参数释放充分后扩张，复查造影提示 LMS–LAD 支架贴壁及膨胀均良好，前向血流 TIMI 3 级（图 8-67～图 8-73）。

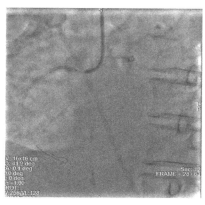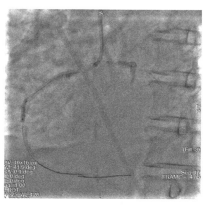

图 8-63　右冠状动脉正头位（三）　　图 8-64　右冠状动脉正头位（四）

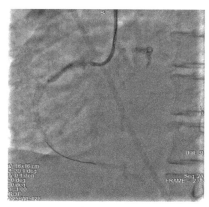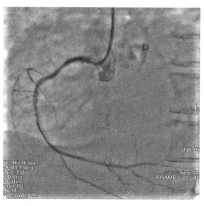

图 8-65　右冠状动脉正头位（五）　　图 8-66　右冠状动脉正头位（六）

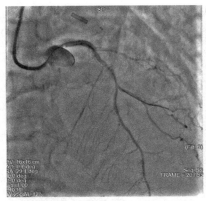

图 8-67　左冠状动脉正头位（一）

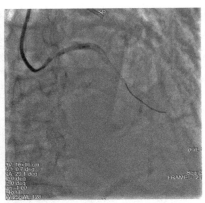

图 8-68　左冠状动脉正头位（二）

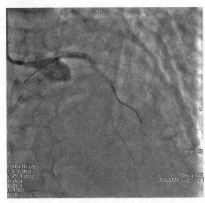

图 8-69　左冠状动脉正头位（三）

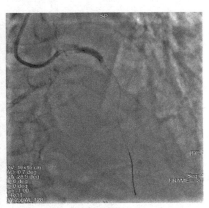

图 8-70　左冠状动脉正头位（四）

【该病例的教学点】

（1）综合考虑相关指南及该患者危险评分，CABG 为首选。但该患者拒绝 CABG，要求 PCI，根据患者临床及解剖情况结合 AHA 指南，可以行 PCI（推荐级别Ⅱa级）。尽管患者心脏超声示 LVEF 值为 46%，但患者可以平卧，临床心力衰竭症状和体征尚可（NYHA 心功能分级Ⅲ级）。

（2）IABP 的使用问题：根据术者多年临床经验及指南，结合该患者临床情况，可以不预防置入 IABP，但一定要备用。

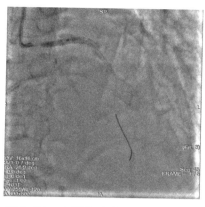

图 8-71 左冠状动脉正头位（五）

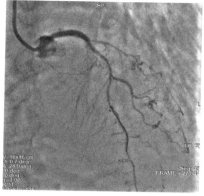

图 8-72 左冠状动脉正头位（六）

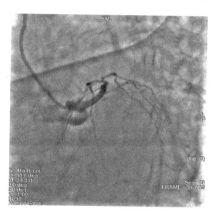

图 8-73 左冠状动脉左足位

（3）术式选择问题：由于患者为三支病变，且心功能较差，为避免造影剂肾病的发生，故当时急诊造影后决定采取分次 PCI（STAGE PCI）策略。哪支先做是非常重要的问题，一般情况下，先做罪犯血管，因患者术后心绞痛反复发作，推测与 LMS 开口及 RCA 开口病变密切相关。决定策略处理 LMS 及 RCA 开口，采用 Szabo 技术精确定位，治疗效果非常满意。

（4）总之，本案例PCI的顺利成功依赖于口部精确定位的应用，当然也包括对患者临床情况的把握，采取何种策略、方案，术前的准确预判等，是综合考虑策略及娴熟应用Szabo技术的最好的结果。

（王　磊　支海博　蔡　萱　张延辉）

病例7　经桡动脉Szabo技术治疗左主干开口狭窄1例

【简要病史】

患者康某，男性，59岁，主因"间断胸闷、心慌、气短10余年，加重3天"于2023年4月8日收入河北以岭医院心血管病科三病区。

患者10年前突发胸闷、气短。查心电图：下壁导联ST段抬高，心肌酶升高，诊断为"急性下壁心肌梗死"。冠状动脉造影术结果：LMS（-）；LAD全程斑块，远段分叉病变，狭窄90%，近段狭窄90%，中段狭窄60%，TIMI 3级；RCA迂曲，近段狭窄30%，远段100%闭塞，先后分两次于RCA远端及LAD近中段共植入支架3枚。

有"心律失常：持续性心房颤动；慢性肾功能不全"病史。

心电图：心房颤动，Ⅰ、aVL、V_5～V_6导联ST段下移、T波倒置。

超声心动图：LA横径46mm，LVIDd 60mm，LVEF 45%。

实验室检查：血肌钙蛋白（-），CHO（总胆固醇）3.27mmol/L，TG（甘油三酯）1.20mmol/L，LDL-C（低密度脂蛋白胆固醇）2.03mmol/L，肌酐104.7μmol/L。

入院后予以积极纠正心力衰竭，病情稳定后给予足量氯吡格雷和阿司匹林，然后行冠状动脉造影检查。

【冠状动脉造影结果】

选用右侧桡动脉径路，6F血管鞘。Tiger造影导管。造影发现冠状动脉分布呈右优势型，左主干开口及近段可见70%局限性狭窄，前向血流 TIMI 3 级；LAD：近中段支架内可见弥漫性增生，最重约 50%，远段可见弥漫性狭窄，最重约 90%，前向血流 TIMI 3 级；LCX：中远段可见弥漫性狭窄，最重约 70%，前向血流 TIMI 3 级；RCA：远段支架通畅，近中段可见弥漫性狭窄，最重约 60%（图8–74～图 8–77）。

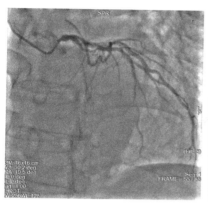
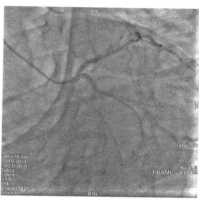

图 8–74　左冠状动脉（LCA）左头位（一）　图 8–75　左冠状动脉（LCA）左足位

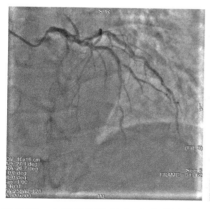
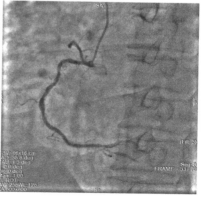

图 8–76　左冠状动脉（LCA）左头位（二）　图 8–77　右冠状动脉（RCA）左前斜位

【病例分析及初始策略选择】

该患者 10 年来在笔者所在医院行冠状动脉造影及 PCI，于前降支及右冠状动脉行支架治疗，3 天前出现胸闷、心慌、气短，伴不能平卧，考虑左主干严重狭窄所致心力衰竭。心电图提示心房颤动，EuroSCORE 评分死亡风险 2.33%，SYNTAX 评分死亡风险 38 分。本病例治疗策略选择：根据指南，首选搭桥。患者及其家属经反复商议后拒绝 CABG，要求 PCI。PCI 策略选择：仔细分析图像，此次罪犯血管为左主干，结合 IVUS 证实左主干开口及近段可见 70% 局限性狭窄，择期处理前降支远段病变，回旋支及右冠状动脉择期有缺血证据再决定是否干预。采用 Szabo 技术精确定位左主干支架植入。

【PCI 过程】

LMS–PCI：选用 6F EBU3.5 指引导管至左冠状动脉开口，选 Runthrough NS 导丝通过 LMS 及 LAD 病变处达 LAD 远段，选另一 Runthrough NS 导丝通过 LMS 及 LCX 病变处达 LCX 远段，选 2.5mm×15mm Emerge™ 球囊以（12 ～ 18）atm×5 秒分段扩张，于 LMS 充分预扩张，重复造影示 LMS 最重残余狭窄约 50%，回撤 LCX 导丝至主动脉窦及主动脉中，选取 4.0mm×16mm 波科药物洗脱支架至 LMS 开口及近段病变处以 11atm×10 秒释放，选 4.5mm×12mm Quantum™Maverick™ 后扩张球囊以（12 ～ 20）atm×10 秒参数于 LMS 开口及近段支架内分段扩张，重复造影示 LMS 支架近段膨胀良好，无夹层撕裂影，心包未见异常影像，前向血流 TIMI 3 级（图 8–78 和图 8–79）。

【该病例的教学点】

（1）综合相关指南及该患者危险评分，CABG 为首选。但该患者拒绝 CABG，要求 PCI，根据患者临床及解剖情况，结合 AHA 指南，可以行 PCI（推荐级别 Ⅱ a 级）。患者此次以"胸闷、心慌、气短，不能平卧"入院，心脏超声示 LVEF 值 45%，经积极纠正心力衰竭治疗后患者可以平卧，临床心力衰竭症状和体征基本消失（NYHA 心功能分级Ⅲ级）。

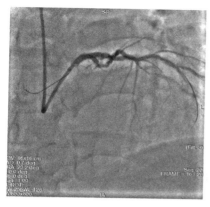 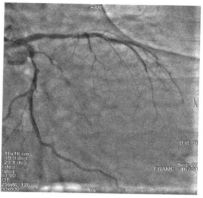

图 8-78　LCA 正头位　　　　　　图 8-79　LCA 右足位

（2）肾功能不全患者的造影剂剂量问题：该患者有慢性肾功能不全病史，入院查肌酐 104.7μmol/L，且合并心力衰竭，术前术后水化有进一步加重心力衰竭的可能，所以造影剂的剂量也是手术成功与否的重要因素。故采取分次 PCI（STAGE PCI）策略。哪支先做是非常重要的问题，一般情况下，先做罪犯血管，因患者突发心力衰竭，推测与左主干开口密切相关。决定策略处理左主干开口，采用 Szabo 技术精确定位。治疗效果非常满意。

（王　磊　支海博　张晓红　李丽俏）

（二）主动脉 - 右冠状动脉（RCA）开口病变 Szabo 技术 PCI

病例 8　经桡动脉逆向技术成功开通右冠状动脉慢性完全性闭塞性（CTO）病变后 Szabo 技术治疗 RCA 开口狭窄 1 例

【简要病史】

患者刘某，男性，71 岁，主因"间断胸闷、气短伴后背部沉紧感 12 年，加重伴出汗 1 小时"入河北以岭医院心血管病科二病区。

心血管病危险因素：老年、男性、2 型糖尿病病史。

心电图：窦性心律，79 次 / 分，Ⅲ 导联呈 qr 型，aVF 导联呈 qR 型。

超声心动图：LVIDd 46mm，LVEF 60%；CO（心排血量）4.4L/min；HR（心率）76 次 / 分；左心室收缩功能正常，舒张功能减低。

实验室检查：血肌钙蛋白（–），TC 2.92mmol/L，LDL–C 1.70mmol/L，肌酐 68.1μmol/L，血糖 6.63mmol/L，BUN 4.96mmol/L，尿酸 227.7μmol/L。

入院后予以负荷氯吡格雷和阿司匹林，然后行冠状动脉造影检查。

【冠状动脉造影结果】

取右侧桡动脉路径，用 5F TIG 造影导管行左、右冠状动脉造影提示冠状动脉分布呈右优势型，左冠状动脉走行区可见钙化影，LMS 管腔未见明显狭窄；LAD：近段 60% 局限性狭窄，其后不规则，前向血流 TIMI 3 级，LAD 向 RCA 远段发出侧支循环（CC 分级 1 级，Rentrop 分级 1 级）；LCX：开口 50% 局限性狭窄，近段及远段不规则，前向血流 TIMI 3 级，LCX 向 RCA 发出侧支循环（CC 分级 2 级，Rentrop 分级 3 级）；RCA：开口至近中段弥漫性狭窄，最狭窄处 80%，其后 100% 闭塞，前向血流 TIMI 0 级，RCA 近中段向中段发出桥侧支（CC 分级 1 级，Rentrop 分级 1 级）（图 8–80 ～图 8–82）。

【病例分析及初始策略选择】

患者胸闷、气短伴后背部沉紧感病史长达 12 年，8 年前曾行冠状动脉造影提示 RCA 中段 CTO 病变，当时尝试正向开通失败。患者一直规律服药，近期症状加重，但与既往症状类似。此次复查造影，冠状动脉造影情况与 8 年前类似，EuroSCORE 评分死亡风险 5%，

EuroSCORE Ⅱ死亡风险 0.93%，SYNTAX 评分 16 分。本病例治疗策略选择：根据指南，建议再次尝试开通 RCA CTO 病变。考虑患者 8 年前曾正向开通失败，此次复查造影，仔细分析图像，RCA 中段闭塞似乎有微通道连接，从 LCX 有一大的心外膜侧支到 RCA 远端，故 PCI 策略选择先尝试正向开通 RCA 闭塞病变，若不成功，改用逆向技术开通 RCA 闭塞病变。

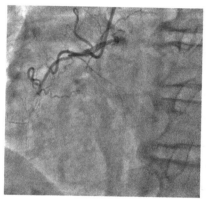

图 8-80　RCA 中段闭塞

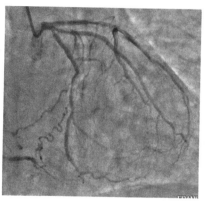

图 8-81　左冠状动脉造影（右肝位）：LCX 向 RCA 发出一大的心外膜侧支

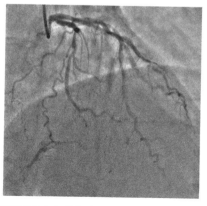

图 8-82　左冠状动脉造影（右头位）：LCX 向 RCA 发出一大的心外膜侧支

【PCI 过程】

RCA-PCI：选用 6F XBRCA 指引导管达右冠状动脉开口，在 Runthough NS 指引导丝引导下送 Finecross 微导管至 RCA 闭塞处，尝试 Field XT-R 及 Gaia 1 导丝不能到达远段血管真腔。决定尝试用逆向技术开通 RCA 闭塞病变，取左侧桡动脉路径，以 2% 利多卡因局部麻醉，穿刺成功后置入 6F 动脉鞘管。选用 6F XB 3.5 指引导管至左冠状动脉开口，在 Runthough NS 指引导丝引导下送 Corsair 微导管至 LCX-RCA 侧支循环，换 Sion 导丝通过侧支循环引导 Corsair 微导管至 RCA 中段，换 Gaia 2 导丝难以到达 RCA 血管近段真腔，换 Pilot 150 导丝顺利到达 RCA 正向指引导管，选 2.0mm×15mm 波科 Emerge™ 球囊在 RCA 正向指引导管内以 12atm 扩张压迫固定 Pilot 150 导丝，送 Corsair 微导管 RCA 正向指引导管内，换用 RG3 导丝完成导丝体外化。沿 RG3 导丝正向送 Finecross 微导管至 RCA 远段，送 Runthough NS 指引导丝至 RCA 远端。先后选 1.5mm×15mm、2.0mm×15mm 波科 Emerge™ 球囊以（12～16）atm×8 秒及（12～18）atm×8 秒参数于 RCA 远段至近段病变处分段预扩张，重复造影见残余狭窄 50%～70%，中段见可疑夹层影，前向血流 TIMI 3 级。行 IVUS 检查协助选择支架型号及着落点。选 2.5mm×32mm 波科 SYNERGY™ 可降解药物洗脱支架送入 RCA 远段病变处以 10atm×10 秒参数释放，选 2.75mm×32mm 波科 SYNERGY™ 可降解药物洗脱支架送入 RCA 中段至远段病变处以 11atm×10 秒参数释放，选 3.0mm×38mm 海利欧斯药物洗脱支架送入 RCA 近段至中段以 11atm×10 秒参数释放；选 BMW Ⅱ 导丝经 XBRCA 指引导管漂浮于右冠状窦，运用 Szabo 技术精确定位 3.0mm×16mm 海利欧斯药物洗脱支架于 RCA 开口至近段以 12atm×10 秒参数释放。分别选 2.5mm×12mm、2.75mm×12mm、3.0mm×12mm Quantum™ Maverick™ 非顺应性球囊以（12～24）atm×8 秒参数于支架内分段后扩张，重复造影，见 4 枚支架贴壁良好，衔接良好，支架两端无撕裂，心包未见异常影像，前向血流 TIMI 3 级。行 IVUS 证实各支架膨胀、贴壁良好。术中监测活化凝血时间。术中患者有胸背部憋胀感、胸痛，出现一过性心率下降，最低 38 次 / 分，给予吗啡镇痛及阿托品提升心率后患者症状好转，心率恢复正常（图 8-83 ～图 8-91）。

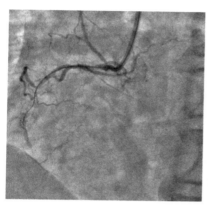

图 8-83 Gaia 1 导丝似乎进入闭塞段后真腔

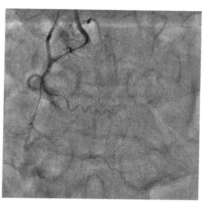

图 8-84 另一体位造影提示 Gaia 1 导丝实际可能位于内膜下

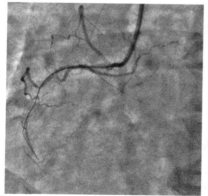

图 8-85 左前斜位造影提示 Gaia 1 导丝位于内膜下

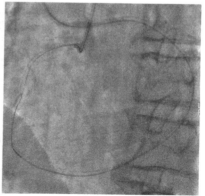

图 8-86 逆向导丝微导管到达 RCA 闭塞段

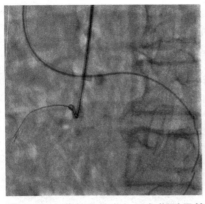 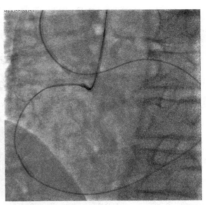

图 8-87　逆向导丝进入正向指引导管　图 8-88　逆向微导管进入正向指引导管

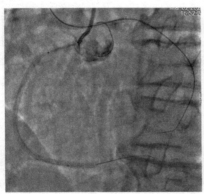 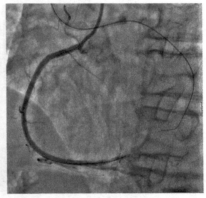

图 8-89　运用 Szabo 技术定位支架　图 8-90　RCA 造影（左侧位）：植
于 RCA 开口至近段　　　　　　　　入 4 枚支架术后影像

【随访结果】

由于距离手术时间较短，该患者尚未再进行造影随访，但术后原有症状明显减轻，大部分消失。由于左冠状动脉仍存在临界病变，今后应拟行相关功能评价评估以确定是否需进一步干预。

【该病例的教学点】

该患者病史较长，8 年前 RCA 中段即为闭塞病变，实际可能闭塞 10 年以上，存在桥侧支，似乎有微通道，也尝试 Field XT-R 及 Gaia 1 导丝通过闭塞段但反复调试难以进入血管真腔。考虑到患者有好的逆向侧支及担心正向导丝过多操作引起正向夹层扩大，笔者团队果断改为逆向策略（图 8-83 ～图 8-85）。

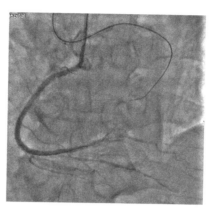

图 8-91　RCA 造影（正头位）：植入 4 枚支架术后影像

该患者从 LCX 有一大的心外膜侧支到 RCA 远端，直径 1mm 左右，相对较粗，虽然远段较迂曲，但选择 Sion 导丝还是比较容易通过。Corsair 微导管到达 RCA 中段后，Gaia 2 导丝突破闭塞段但难以调整到近段血管真腔，这时选择比较硬且滑的 Pilot 150 导丝通过内膜下成功穿刺进入近段真腔，操作过程中有突破感（图 8-86 和图 8-87）。

由于患者血管闭塞时间长，血管可能存在负性重构，支架植入过程中应用 IVUS 指导有助于支架型号的选择及支架贴壁膨胀情况的评价（图 8-92）。

关于逆向技术，本例逆向导丝直接穿入前向导管中，选 2.0mm × 15mm 波科 Emerge™ 球囊在 RCA 正向指引导管内压迫固定 Pilot 150 导丝，送 Corsair 微导管进入 RCA 正向指引导管内，换用 RG3 完成导丝体外化。操作过程中注意不要损伤 Pilot 150 导丝头端（图 8-88）。

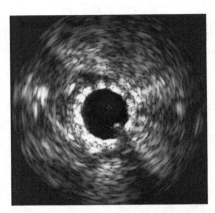

图 8-92   RCA 支架植入后 IVUS 检查（RCA 近段）

对于该患者，选 BMW Ⅱ 导丝漂浮于右冠状窦，运用 Szabo 技术定位支架于 RCA 开口至近段释放，确保 RCA 口部支架精确定位，为今后再次行冠状动脉造影及二次介入的导管导丝顺利到位提供了便利（图 8-89）。

【经验教训】

在正向策略操作过程中，Field XT-R 及 Gaia 1 导丝似乎进入闭塞段后真腔，但继续前行被证实位于内膜下，考虑所通过的微通道可能连接于内膜下，而且患者 8 年前曾正向开通失败，是否遗留了一些通往假腔的通道不得而知。

结合患者既往介入治疗史，担心过多正向操作可能使正向夹层扩大，且由于左侧提供了较好的心外膜侧支，当时更多考虑逆向策略，忽视了同时双侧造影的评估，未在逆向造影指导下应用头端更硬的导丝由内膜下穿刺进入真腔，实际此方法对于该患者应该也具有可行性，但是操作过程中一定小心，减少假腔扩大。

（洪　衡　张朴强　赵　明　房会文）

病例 9 经桡动脉 Szabo 技术治疗 RCA 开口狭窄 1 例

【简要病史】

患者贾某，男性，52 岁，主因"间断胸痛 2 月余，再发 12 小时"入河北以岭医院心血管病科二病区。

心血管疾病危险因素：男性、吸烟、高血压、2 型糖尿病。

心电图示：窦性心律，心室率 80 次 / 分，大致正常。

超声心动图：LVIDd 47mm，LVEF 66%；CO 5.3L/min；HR 80 次 / 分；左心室功能正常；二、三尖瓣轻度反流。

实验室检查：血肌钙蛋白（－），TC 2.71mmol/L，LDL-C 1.57mmol/L，肌酐 48.9μmol/L，血糖 17.27mmol/L，BUN 4.66mmol/L，尿酸 265μmol/L。

入院后予以负荷氯吡格雷和阿司匹林，然后行冠状动脉造影检查。

【冠状动脉造影结果】

取右侧桡动脉路径，穿刺成功后置入 6F 动脉鞘管，用 5F TIG 造影导管行左、右冠状动脉造影提示冠状动脉分布呈右优势型，LMS 未见明显狭窄；LAD：近中段 30% ～ 40% 节段性狭窄，中段 60% 局限性狭窄，前向血流 TIMI 3 级，D2 开口至近段 50% ～ 80% 节段性狭窄；LCX：近段至中段弥漫性狭窄，最重 60%，远段未见明显狭窄，前向血流 TIMI 3 级；RCA：开口 60% 局限性狭窄，其后不规则，中段 85% 局限性狭窄，中远段稍不规则，远段 60% 局限性狭窄，前向血流 TIMI 3 级；PDA 开口至近段 30% ～ 60% 节段性狭窄（图 8-93 ～图 8-95）。

【病例分析及初始策略选择】

患者间断胸痛 2 月余，1 个月前因"急性非 ST 段抬高心肌梗死"于当地住院，行回旋支支架植入术后症状好转出院。此次入院前 12 小时，于睡前无明显诱因突发胸痛，伴后背部疼痛。由于无前次造影资料，无法对比，此次造影提示 RCA 中段严重狭窄病变，开口临界病变，LCX 远端支架未见明显狭窄，LCX 及 LAD 中段均存在临界病变。故结合造影结果建议患者干预 RCA 中段病变，根据术中情况决定是否干预 RCA 开口病变。

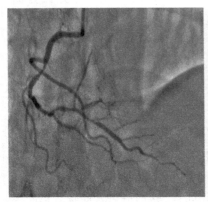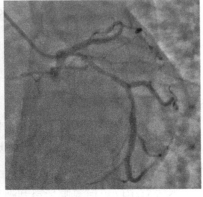

图 8-93　RCA 造影　　　　图 8-94　左冠状动脉造影（蜘蛛位）

【PCI 过程】

RCA-PCI：选 JR 4.0 指引导管至右冠状动脉开口，选 Runthrough NS 导丝通过 RCA 病变处达远端，选 2.0mm×15mm Emerge^{TM} 球囊以 12atm×8 秒参数于 RCA 中段病变处预扩张，重复造影示 RCA 中段病变残余狭窄 60%，前向血流 TIMI 3 级。选 3.0mm×16mm 波科 SYNERGY^{TM} 可降解药物洗脱支架以 10atm×5 秒参数于 RCA 中段病变处释放。重复造影示支架贴壁欠佳。选 3.0mm×8mm Quantum^{TM} Maverick^{TM} 球囊以（12～18）atm×10 秒参数于 RCA 支架内分段扩张，重复造影示支架贴壁膨胀良好，未见夹层撕裂影，前向血流 TIMI 3 级，心包未见异常影像。术中发现导管在 RCA 开口反复嵌顿，压力明显下降，造影提示 RCA 开口狭窄 70%，建议干预 RCA 开口及近段病变，家属表示理解同意。选第二根 Runthrough NS 导丝漂浮于右冠状窦，3.0mm×8mm Quantum^{TM} Maverick^{TM} 球囊于 RCA 开口及近段以

（12～16）atm×8秒参数扩张，造影提示 RCA 开口残余狭窄 40%，应用 Szabo 技术将 3.0mm×24mm 波科 SYNERGY™ 可降解药物洗脱支架精确定位于 RCA 开口至近中段病变处，以 11atm×8 秒参数释放。复查造影示支架贴壁欠佳。选 3.0mm×8mm Quantum™ Maverick™ 球囊以（18～24）atm×10 秒参数于 RCA 开口至近中段支架内分段扩张，重复造影示两支架贴壁膨胀良好，衔接良好，未见夹层撕裂影，前向血流 TIMI 3 级，心包未见异常影像。撤导丝、导管，手术结束（图 8-96～图 8-100）。

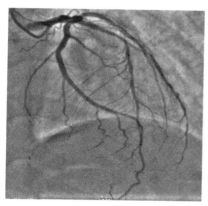

图 8-95　左冠状动脉造影（正头位）

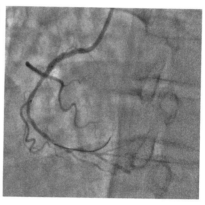

图 8-96　RCA 中段支架定位

【随访结果】

随访过程中患者无胸背痛及胸闷症状发作。

【该病例的教学点】

该患者造影提示 RCA 中段狭窄明显，其他部位病变为临界病变。根据患者症状及造影结果，考虑该处病变为罪犯病变的可能性大，于该处植入支架一枚，但术中发现 RCA 开口反复存在嵌顿，压力下降，术中也发现该处狭窄有加重情况，不排除合并痉挛，实际给予硝酸甘油后改善不明显。故第二根导丝漂浮于右冠状窦，决定应用 Szabo 技术于 RCA 开口植入支架一枚，确保 RCA 口部支架的精确定位，为今后再次行冠状动脉造影及二次介入的导管导丝顺利到位提供了便利。术后患者症状改善明显。故手术过程中应注意造影中临界病变的意义，特别是主要冠状动脉的开口和近段，即使初步造影提示狭窄不重，但评估后有血流动力学变化，有缺血依据，也应考虑积极干预（图 8-97）。

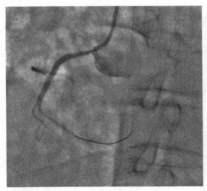

图 8-97　术中发现 RCA 开口病变比造影开始预估得严重，给予硝酸甘油后改善不明显

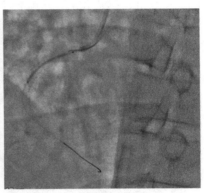

图 8-98　RCA 开口支架定位（支架随呼吸带动主动脉窦导丝进入 RCA）

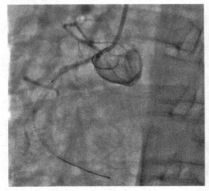

图 8-99　RCA 开口支架定位（嘱患者屏住呼吸，确保主动脉窦漂浮导丝呈弧形，精准定位支架）

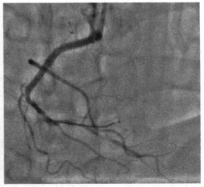

图 8-100　RCA 支架术后造影

RCA 开口及中段支架定位过程中支架随心脏搏动移动明显，仔细观察发现患者呼吸对支架移动有明显影响，嘱患者屏住呼吸后支架移动明显减轻，于患者屏气时精确释放支架。所以，对一些支架定位过程中移位明显的患者，嘱患者屏气是一个好办法，其间注意连续透视或电影，助手和术者要密切配合，确保在患者屏气时精确释放支架。在该患者术中，应用 Szabo 技术时嘱其屏气，否则支架随呼吸会带动主动脉窦导丝进入 RCA 口部，导致定位失败，精准定位时确保主动脉窦漂浮导丝呈弧形，与主支导丝分开（图 8-98 和图 8-99）。

【经验教训】

该患者存在多处冠状动脉临界病变，应用 FFR 评价冠状动脉血流储备来指导介入干预策略可能更好。考虑到费用等原因，该患者未用 FFR 检测，但术中笔者团队根据经验，治疗取得了满意效果。

（洪　衡　张朴强　赵　明　王红美）

病例 10　经桡动脉 Szabo 技术治疗 RCA 开口狭窄 1 例

【简要病史】

患者杨某，男性，61 岁，主因"胸痛 8 年，加重 1 周"于 2021 年 6 月 8 日收某医院心内科。

8 年前因急性心肌梗死先后植入 5 枚支架，术后规律口服阿司匹林、倍他乐克（酒石酸美托洛尔）等。1 周前无明显诱因出现活动时胸闷气短，上一层楼或快速步行可出现，伴咳嗽、轻微喘息，休息 5 分钟可好转。

心血管病危险因素：高血压病史 20 年，血压最高 170/100mmHg，规律口服氨氯地平，血压控制在 120/70mmHg 左右。

糖尿病病史 2 年，口服西格列汀及那格列奈，血糖控制不详，高脂血症 8 年。

心电图（图 8-101）：窦性心律，房性期前收缩，完全性右束支传导阻滞。

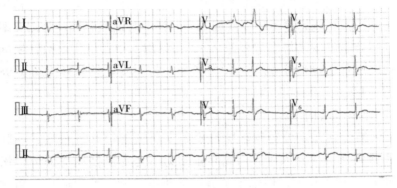

图 8-101　入院心电图

超声心动图（图 8-102）：左心室下壁、后间隔基底段至中段变薄，运动幅度及增厚率减低至消失，左心室舒张功能减低，二尖瓣轻度关闭不全，左心室舒张末期内径 49mm，LVEF 73%。

实验室检查：cTnI（－）；CK-MB（－）；LDL 1.56mmol/L；eGFR 95.71ml/（min·1.73m^2）。

入院后予以负荷氯吡格雷和阿司匹林，然后行冠状动脉造影检查。

【冠状动脉造影结果】

选用右侧桡动脉入路，6F 血管鞘 Tiger 造影发现 LAD 中段狭窄 80%，LCX 远段支架内通畅，RCA 开口支架内狭窄 90%，支架近端开口突出管腔约 4mm（图 8-103～图 8-105）。

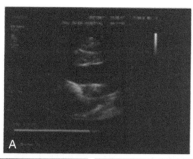

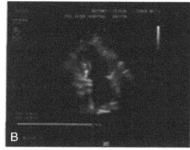
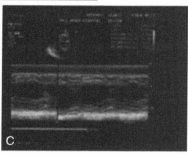

图 8-102　入院超声心动图

基本测量：主动脉窦部内径 31mm，升主动脉内径 32mm（≤ 38mm，窦管交界处上方测量）；左心房内径 45mm×56mm×44mm；室间隔舒张末期厚度 8.3mm（< 12mm）；左心室后壁舒张末期厚度 9.9mm（< 12mm）；左心室舒张末期内径 49mm（男≤ 54mm，女≤ 50mm）；左心室射血分数：73%（≥ 55%）；主肺动脉内径 24mm（≤ 27mm）；舒张期过二、三尖瓣正向血流速度在正常范围，收缩期过主动脉瓣、肺动脉瓣正向血流速度在正常范围（括号内为成人正常参考值）。

具体描述：①左心房增大，余房、室腔内径正常范围。②左心室下壁及部分后间隔基底段至中间段变薄，运动及增厚率减低至消失；余室壁运动未见明显异常。③主动脉左冠瓣增厚、钙化，余瓣膜结构、形态及运动未见明显异常。CDFI：二尖瓣口见少 – 中量反流信号；肺动脉瓣口见微量反流信号。PW：舒张期二尖瓣血流频谱 E ＜ A。④主动脉弓及窦管交界处管壁见块状强回声。⑤心包未见明显回声。

超声提示：左心室壁节段性室壁运动异常，左心房增大，左心室舒张功能减低，二尖瓣关闭不全（轻度），主动脉瓣退行性变，主动脉硬化性改变伴硬斑形成

【病例分析及初始策略选择】

根据患者病史及造影结果，考虑 RCA 开口病变为罪犯病变，

且支架已经植入 8 年，第一次手术定位支架凸出管腔较多，指引导管进入凸出支架内困难，PCI 策略为如果指引导管和导丝从原支架中心通过病变，则采用 DCB 处理，否则导丝穿过网眼后，近端支架需要精确定位，传统方法定位困难，建议采用 Szabo 技术，精确定位近端支架（图 8-103 ～图 8-105）。

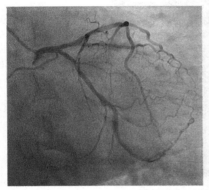

图 8-103　LCA 正足位

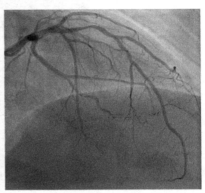

图 8-104　LCA 右头位

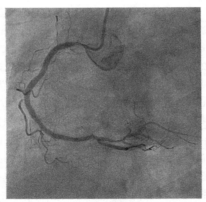

图 8-105　RCA 左前斜位（一）

【PCI 过程】

RCA-PCI：采用 JR4 指引导管尝试未成功，XBRCA 搭到 RCA

开口，Sion 导丝飘入 RCA，沿导丝送入 Sprinter 2.5mm×12mm，以 16atm、16atm×10 秒参数扩张，扩张后残余狭窄重，拟植入支架，送入 BMW 导丝至主动脉窦内，采用 Szabo 技术，植入 Promus P 支架 3.5mm×16mm，以 16atm×10 秒参数释放支架，造影显示支架膨胀好，沿导丝送入 NC Sprinter 4.0mm×15mm，采用 16～20atm 后扩张（图 8-103～图 8-115）。

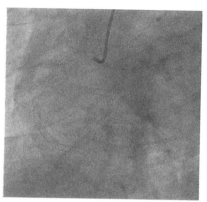

图 8-106　RCA 左前斜位（二）

图 8-107　RCA 左前斜位（三）

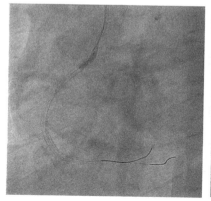

图 8-108　Sprinter 2.5mm×12mm，16atm、16atm×10 秒

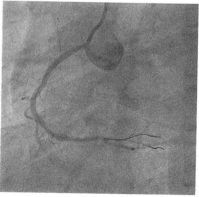

图 8-109　扩张后效果图

【该病例的教学点】

（1）该患者为支架内再狭窄，综合指南及该患者危险评分，CABG 为首选。但患者拒绝 CABG，要求 PCI，根据患者临床及解剖状况并结合 AHA 指南，可以行 PCI（推荐级别 Ⅱa 级）。

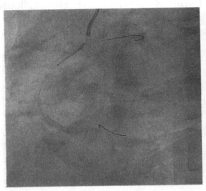
图 8-110　采用 Szabo 技术

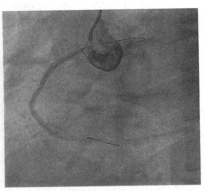
图 8-111　精确定位植入 Promus P 支架 3.5mm×16mm，16atm×10 秒

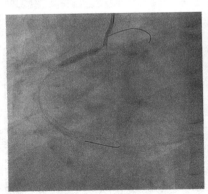
图 8-112　支架释放

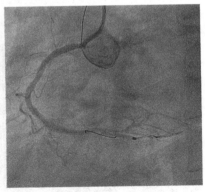
图 8-113　支架膨胀好，术后即刻造影

（2）手术选择问题：由于患者为支架内再狭窄及右冠状动脉开口病变，采用 Szabo 技术精确定位取得了非常满意的效果。当然，此患者也可行药物球囊治疗，只因为当时没有合适尺寸的药物球囊

可供选择，只能选择药物支架治疗。

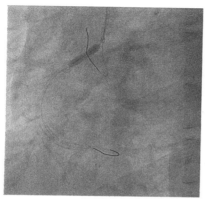 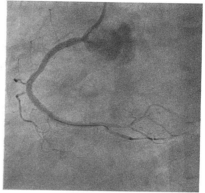

图 8-114 支架球囊后腿 5mm 后扩张 支架

图 8-115 送入 NC Sprinter 4.0mm× 15mm，采用 16～20atm 再次后扩张 后效果

（张文超　杨胜利　王　宁　王　亮）

病例 11 应用 Szabo 技术处理 RCA 开口病变 1 例

【简要病史】

患者王某，女性，65 岁，主因"间断胸背痛 4 年，加重 2 周"收入河北以岭医院心血管病科二病区。

心血管病危险因素：老年女性、高血压、高血脂。

心电图：窦性心律，$V_4 \sim V_6$ T 波低平，Ⅱ、Ⅲ、aVF 导联 ST 段水平压低 0.05mV。

超声心动图：LVIDd 38mm，LVEF 75%，CO 3.3L/min，三尖瓣轻度反流。

实验室检查：血肌钙蛋白（－），TC 5.46 mmol/L，LDL-C 3.28mmol/L，肌酐 64.4μmol/L，血糖 4.97mmol/L。BUN 5.14mmol/L，尿酸 308.2μmol/L。

入院后予以负荷氯吡格雷和阿司匹林,然后行冠状动脉造影检查。

【冠状动脉造影结果】

选用右侧桡动脉径路,6F 血管鞘。Tiger 造影导管。造影发现冠状动脉分布呈右优势型,左右冠状动脉走行区可见钙化影,LMS 未见明显狭窄;LAD:近段不规则,中段及中远段血管迂曲,中段弥漫性狭窄,最狭窄处 50%,中远段弥漫性狭窄,最狭窄处 75%,前向血流 TIMI 3 级;LCX:开口见斑块影,中远段弥漫性狭窄,最狭窄处 60%,前向血流 TIMI 3 级,OM1 偏细,开口 60% 局限性狭窄,近段 80% ～ 85% 节段性狭窄;RCA:开口 80% 局限性狭窄,近段至中段弥漫性狭窄,最狭窄处 80%,远段不规则,前向血流 TIMI 3 级。术中造影导管进入 RCA 开口后存在压力嵌顿(图 8–116 ～图 8–120)。

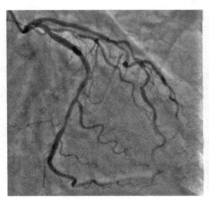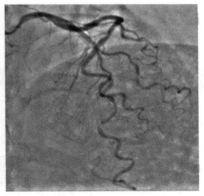

图 8–116　LCA 造影(右足位)　　图 8–117　LCA 造影(正头位)

【病例分析及初始策略选择】

该患者病史 4 年,胸背痛症状于活动后可加重,近期症状发作频率及程度较之前加重。造影提示三支病变。EuroSCORE 评分死亡风险 1.81%,EuroSCORE Ⅱ评分死亡风险 0.71%,SYNTAX 评分 21 分。本病例治疗策略选择:根据相关指南,可以考虑首选 PCI,

建议分次行 PCI。患者冠状动脉分布呈右优势型，RCA 供血范围较大，且为口部病变，造影导管进入即有压力嵌顿，故我们选择先干预 RCA 病变。在实际造影过程中，由于 RCA 开口病变很短，造影导管进入 RCA 后造影发现似乎 RCA 开口病变并不严重，但压力的嵌顿、造影剂排空延迟、RCA 口部没有明显造影剂反流，让笔者团队意识到 RCA 口部病变严重。另外，造影提示左右冠状动脉走行区均可见钙化影，考虑到可能存在的内膜钙化将影响介入策略选择，选择在 IVUS 指导下进行 RCA 介入治疗。

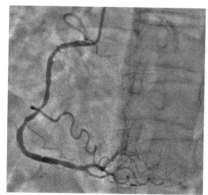

图 8-118 RCA 造影（左侧位）

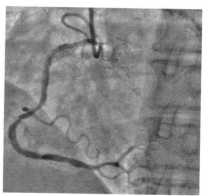

图 8-119 RCA 造影（左侧位），
造影导管在 RCA 开口旁造影

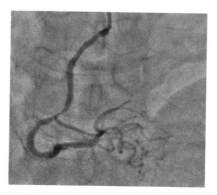

图 8-120 RCA 造影（正头位）

【PCI 过程】

RCA-PCI：选 6F JL3.5 指引导管至右冠状动脉开口，选 Runthrough NS 导丝通过 RCA 病变到达 RCA 远段，选 2.0mm×15mm 波科 Emerge™ 球囊以（12～18）atm×8 秒参数于 RCA 开口至中段病变处分段预扩张，重复造影示 RCA 开口至中段残余狭窄 40%～70%，选 3.0mm×36mm 山东吉威药物洗脱支架至 RCA 中段病变处，以 12atm×8 秒参数释放，后撤 3.0mm×36mm 山东吉威药物洗脱支架球囊至 RCA 开口，以 12atm×8 秒扩张，选另一 Runthrough NS 导丝经指引导管漂浮于右冠状窦，运用 Szabo 技术精确定位 3.0mm×36mm 山东吉威药物洗脱支架于 RCA 开口至近中段，以 14atm×10 秒参数释放。选 3.0mm×12mm Quantum™ Maverick™ 球囊以（16～26）atm×8 秒参数于 RCA 支架内分段扩张，重复造影示支架膨胀贴壁良好，衔接良好，未见夹层撕裂影，前向血流 TIMI 3 级，心包未见异常影像。术中应用 IVUS 了解 RCA 病变性质、指导支架直径的选择及评价支架贴壁膨胀情况。术中 IVUS 发现 RCA 开口至中段弥漫性纤维脂质斑块形成，散在小钙化斑。术后 IVUS 评估支架贴壁及膨胀良好。撤导丝、导管，手术结束（图 8-121～图 8-128）。

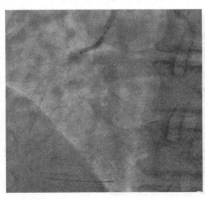

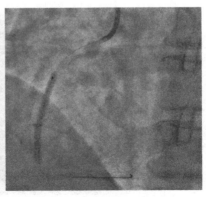

图 8-121　RCA 开口球囊扩张　　图 8-122　RCA 中段植入第一枚支架

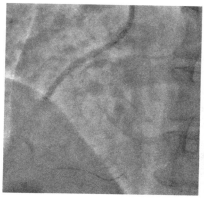 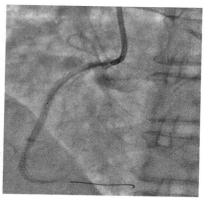

图 8-123 用第一枚支架球囊后撤预
扩张 RCA 开口至近中段

图 8-124 用 Szabo 技术定位 RCA 开
口至近中段支架

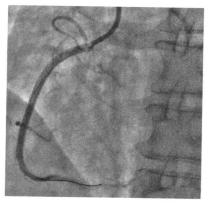

图 8-125 RCA 支架植入后造影（左
侧位）

图 8-126 RCA 支架植入后造影（正
头位）

【随访结果】

术后患者原有症状大部分缓解，特别是和劳力相关的症状基本消失，仍偶有与活动无关的短暂胸部疼痛，考虑可能和左冠状动脉病变有关，经强化扩冠解痉药后减轻，拟择期处理左冠状动脉病变。

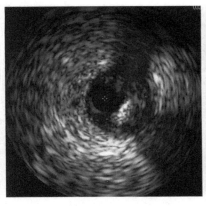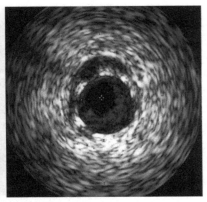

图 8-127　术前 IVUS 检查可见纤维 　　图 8-128　术后 IVUS 检查提示支架
脂质及钙化混合斑块　　　　　　　　贴壁及膨胀良好

【该病例的教学点】

（1）当造影过程中出现造影剂排空延迟、比较用力推注造影剂后冠状动脉口部无造影剂反流、压力曲线明显下移或形态变化明显时，一定要注意冠状动脉开口有无严重病变，严密观察压力变化，推注造影剂造影前要排除冠状动脉口部血管夹层的存在，及时退出嵌顿的导管。

（2）强支撑指引导管在操作过程中可能增加损伤冠状动脉口部的概率，考虑到患者病变可能合并内膜钙化病变影响器械通过，为了既保持一定支撑力又减少对 RCA 开口的损伤，笔者团队选择了 6F JL3.5 指引导管。

（3）该患者体内此前放置的 RCA 口部至近中段的支架较长，应用 Szabo 技术时需通过人工重新将膨胀起的支架尾部末端钢梁捏回，可能影响支架的通过性，所以操作过程中应注意将 RCA 内导丝尽可能送远，RCA 开口及近中段应充分扩张。该患者体内此前放置的两个支架型号相同，故第一枚支架的顺利通过也为第二枚支架的顺利通过提供了信心保证，在第一枚支架释放后又回撤支架球囊进行了

RCA口部扩张,也确保第二枚支架可顺利通过病变并到位(图8-123)。

【经验教训】

(1)由于放置6F JL 3.5指引导管时存在压力嵌顿,笔者团队迅速送入导丝到达RCA远段,通过小心后撤导管可避免压力嵌顿,之后在右冠状窦漂浮一根导丝,也避免了指引导管深插。如果指引导管到位,第一根导丝到位后就送入第二根导丝漂浮于右冠状窦,可能减少了一些操作上的麻烦。另外,对于一些冠状动脉开口病变,为避免由嵌顿造成的心肌缺血,笔者团队曾自制侧孔,但是对该例患者可能不适用。如果计划用Szabo技术,可以如前所述直接漂浮一根导丝于冠状窦,既是Szabo技术的需要,也可防止导管的嵌顿。而自制侧孔可能使导管内腔产生微小的突出,导致支架通过困难。特别是当腔内导丝不止一根且应用Szabo技术时,支架钢梁需要人工捏回且末端穿过一根导丝,明显增加支架通过的困难性。

(2)术后,该患者症状大部分缓解,但仍偶有与活动无关的短暂胸部疼痛,使用强化扩冠解痉药后减轻。动态观察患者心电图,$V_4 \sim V_6$ T波有动态变化,考虑可能与LAD病变有关,谨慎起见,结合患者意愿,笔者团队选择了分次PCI的策略,但一定要在两次PCI之间加强随访,强化药物治疗。造影提示左冠状动脉钙化较明显,LAD血管迂曲,故下次处理也最好选择强支撑指引导管,在IVUS指导下进行,并备好旋磨仪。

(洪 衡 张朴强 赵 明)

病例12 经桡动脉Szabo技术治疗右冠状动脉开口狭窄1例

【简要病史】

患者信某,男性,83岁,主因"间断胸闷、心慌4个月,加重 2 天"于 2023 年 4 月 5 日收入河北以岭医院心血管病科三病区。4 个月前出现间断胸闷、心慌，诊断为"急性非 ST 段抬高心肌梗死"，查冠状动脉造影示冠状动脉分布呈右优势型，可见钙化影，左主干未见明显狭窄；LAD：开口至近段 50% ～ 60% 节段性狭窄，其后 100% 闭塞，D1 血管近中段 99% 次全闭塞；LCX：近段不规则，中段稍扩张，远段不规则，其后 50% 局限性狭窄，OM1 粗大，开口见斑块影，心房支向 RCA 发出侧支循环，LCX 向 LAD 发出侧支循环；RCA：近段 100% 闭塞，RCA 近段向中段发出侧支循环，圆锥支向 LAD 发出侧支循环。开通 LAD CTO 病变，于 LAD 开口至近段及近段至中段各植入一枚支架。2 天前劳累后再次出现上述症状。

心电图：窦性心律，Ⅰ、Ⅱ、Ⅲ、aVF、aVL 导联 ST 段压低合并 T 波低平改变。

超声心动图：LVIDd 47mm，LVEF 61%。

实验室检查：血肌钙蛋白（–），CHO 3.99mmol/L ,TG 0.44mmol/L，LDL-C 1.76mmol/L，肌酐 126.1μmol/L。

入院后予足量氯吡格雷和阿司匹林，然后行冠状动脉造影检查。

【冠状动脉造影结果】

选用右侧桡动脉径路，6F 血管鞘。Tiger 造影导管。造影发现冠状动脉分布呈右优势型，左右冠状动脉走行区可见明显钙化影；左主干未见明显狭窄：LAD 开口至中段可见支架影，原支架内管腔通畅，未见明显阻塞性病变，中远段不规则，前向血流 TIMI 3 级；D1 血管近中段 99% 次全闭塞，前向血流 TIMI 1 级；LCX：近段不规则，中段稍扩张，远段不规则，其后 50% 局限性狭窄，前向血流 TIMI 3 级；OM1 粗大，开口见斑块影，可见 LAD 及心房支向 RCA 发出侧支循环；RCA：近段 100% 闭塞，前向血流 TIMI 3 级，RCA 近段向中段发出侧支循环（图 8-129 ～图 8-132）。

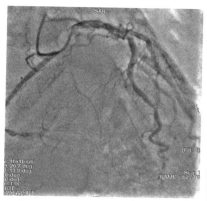

图 8-129 双侧冠状动脉造影

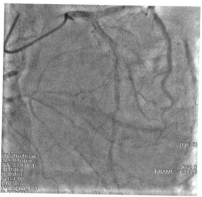

图 8-130 LCA 正头位

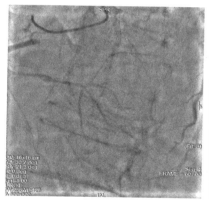

图 8-131 LCA 左头位

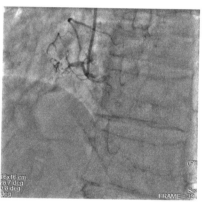

图 8-132 RCA 左前斜位（一）

【病例分析及初始策略选择】

该患者 4 个月前在笔者所在医院行冠状动脉造影及 PCI，予开通 LAD，并植入支架治疗。近 2 天来再次出现胸闷、心慌频繁发作，入院查心肌梗死三项大致正常，心电图表现不明显。EuroSCORE评分死亡风险 21.46%，SYNTAX 评分 21 分。本病例治疗策略选择：根据相关指南，首选搭桥。患者两次冠状动脉造影比较：目前 LAD 通畅，D1 血管较前无明显变化。家属坚决拒绝 CABG，要求 PCI。

PCI 策略选择：仔细分析图像，拟开通 RCA 并行介入治疗，择期处理 D1 血管病变。采用 Szabo 技术精确定位 RCA 开口至近段病变，给予支架植入。

【PCI 过程】

RCA-PCI：选 6F XB RCA 指引导管至右冠状动脉开口，选 Runthrough NS 指引导丝反复尝试不能通过 RCA 闭塞段，在 2.0mm×15mm 波科 Emerge™ 球囊辅助下送入 TERUMO 微导管以增加支撑，取 FielderXT-A 指引导丝反复尝试后通过 RCA 闭塞段达其远端，多体位造影证实导丝在远端血管真腔中，先后选 1.5mm×15mm 波科 Emerge™ 球囊、2.0mm×15mm 波科 Emerge™ 球囊分别以（12～16）atm×10 秒、（12～18）atm×10 秒参数于 RCA 近段闭塞处充分扩张，经 TERUMO 微导管交换原 Runthrough NS 指引导丝送至 RCA 远端，复查造影示 RCA 开口至近段可见 70%～90% 节段性狭窄，远段自第二转折发出后可见弥漫性狭窄，狭窄最重处约 85%，其后至后三叉前管腔直径较细，不规则，前向血流 TIMI 3 级；选另一 Runthrough NS 送至右冠状窦底部以防止指引导管深插，选波科 SYNERGY™ 4.0mm×20mm 可降解药物洗脱支架应用 Szabo 技术送入 RCA 开口至近段病变处，以 11atm×10 秒参数释放；选原 2.0mm×15mm 波科 Emerge™ 球囊以（12～16）atm×10 秒参数于 RCA 远段病变处充分扩张，选波科 SYNERGY™4.0mm×24mm 可降解药物洗脱支架送入 RCA 远段病变处，以 11atm×10 秒参数释放，重复造影见 RCA 近段及远段支架贴壁膨胀均欠佳；选 4.0mm×12mm Quantum™ Maverick™ 后扩张球囊，分别以（14～22）atm×10 秒、（14～24）atm×10 秒参数于 RCA 远段及近段支架内反复后扩张，复查造影 RCA 近段及远段支架贴壁膨胀均良好，支架两端无撕裂，心包未见异常影像，前向血流 TIMI 3 级（图 8-133～图 8-136）。

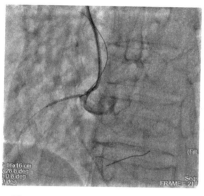

图 8-133 RCA 左前斜位（二）

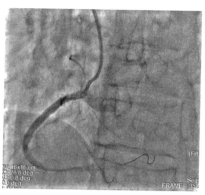

图 8-134 RCA 左前斜位（三）

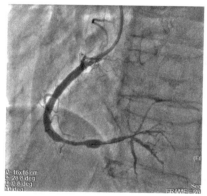

图 8-135 RCA 左前斜位（四）

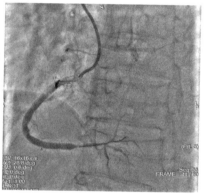

图 8-136 RCA 左前斜位（五）

【随访结果】

出院后电话随访：患者未诉胸闷、心慌。

【该病例的教学点】

（1）综合相关指南及该患者危险评分，CABG 为首选。但该患者拒绝 CABG，要求 PCI，且患者 4 个月前行 LAD 开通，效果明显，在此基础上进一步行 RCA 开通顺利。

（2）术式选择问题：由于患者为三支病变，结合肾功能异常，应避免造影剂肾病的发生，故已采取分次 PCI 策略。患者高龄，既往已开通 LAD，此次开通 RCA 为首选，开通 RCA 后复查造影提示开口至近段可见 70% ～ 90% 节段性狭窄，远段自第二转折发出后可见弥漫性狭窄，狭窄处最重约 85%，其后至后三叉前管腔直径较细，不规则。决定策略：处理右冠状动脉开口及近段，采用 Szabo 技术精确定位。治疗效果非常满意。

（3）总之，本例的顺利成功（用时不超过 2 小时，造影剂不超过 150ml）依赖于口部精确定位的应用，当然也包括对患者临床症状的把握，采取何种策略、方案、术前的准确预判等，是综合考虑策略及娴熟应用 Szabo 技术的最好的结果。

（ 王　磊　支海博　汪潇漪　张立贤 ）

二、非主动脉 – 冠状动脉开口病变 Szabo 技术 PCI

（一）左主干 – 前降支（LAD）开口病变 Szabo 技术 PCI

病例 13　经桡动脉 Szabo 技术治疗 LAD 开口狭窄 1 例

【简要病史】

患者郝某，女性，53 岁，主因"间断胸闷 2 年，加重半个月"于 2018 年 3 月 26 日收入某医院心内科。

心血管病危险因素：高血压 3 年、糖尿病 5 年。

心电图（图 8-137）：窦性心律，电轴左偏，Ⅱ、Ⅲ、aVF V$_4$ ～ V$_6$ 导联 T 波低平。

超声心动图（图 8-138）：左心扩大，二尖瓣中度反流，三尖瓣及主动脉瓣轻度反流，左心室下壁基底段至心尖段、侧壁、后壁基底段至中间段、前壁中间段心肌变薄，运动幅度及增厚率减低，左心室舒张末内径 54mm，LVEF 39%。

实验室检查：cTnI（ – ）；CK–MB（ – ）；BNP 654.7pg/ml；eGFR 106.45ml/（min · 1.73m^2）。

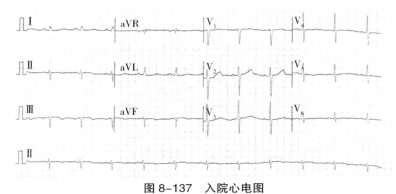

图 8-137 入院心电图

诊断提示：①电轴左偏 -58°；② T 波轻度改变

入院后予以负荷氯吡格雷和阿司匹林，然后行冠状动脉造影检查。

【冠状动脉造影结果】

穿刺右侧桡动脉，6F 血管鞘，Tiger 造影导管。造影发现：LMS 狭窄 20%，LAD 开口 - 中段弥漫性狭窄，最重处狭窄 85%，回旋支远段狭窄 70%，右冠状动脉近中段支架通畅，无再狭窄（图 8-139 ～图 8-141）。

【病例分析及初始策略选择】

该患者为中年女性，有高血压、糖尿病等危险因素，间断发作胸闷症状，既往行右冠状动脉介入治疗，超声检查提示左心扩大，射血分数下降，节段性室壁运动异常，考虑缺血性心肌病，造影结果提示三支血管病变，LMS 开口狭窄 20%，LAD 近中段狭窄 85%，LCX 远段狭窄 100%，中间支狭窄 100%。SYNTAX 评分：51.3 分。有搭桥手术指征，但家属拒绝搭桥，给予分次介入治疗。第一次右冠状动脉植入支架，LCX、RM 开通后给予球囊扩张治疗。患者前降支开口处病变，有较大的中间支，属于三分叉处，如果支架伸入左主干容易压迫中间支，甚至累及回旋支开口，伸入过多会造成前降支开口处病变覆盖不全，因而采用 Szabo 技术能够精准定位支架，不影响中间支及回旋支开口。

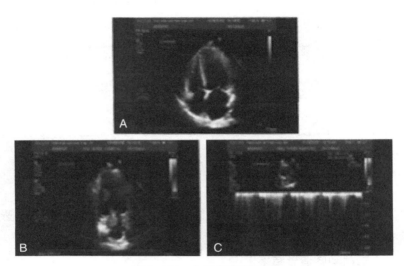

图 8-138　入院超声心动图

基本测量：主动脉根部内径 31mm；升主动脉内径 38mm（≤ 38mm）；左心房前后径 38mm（男≤ 38mm，女≤ 36mm）。室间隔舒张末期厚度 9mm（< 12mm）；左心室舒张末期内径 54mm（男≤ 54mm，女≤ 50mm）。左心室后壁舒张末期厚度 8mm（< 12mm）；左心室射血分数：35%（≥ 55%）。主肺动脉内径 24mm（≤ 27mm）。舒张期过二、三尖瓣正向血流速度在正常范围，收缩期过主动脉瓣、肺动脉瓣正向血流速度在正常范围。多普勒评价过二尖瓣血流频谱 E/A > 2（括号内为成人正常参考值）。

具体描述：大血管：主动脉根部内径正常。升主动脉增宽。肺动脉主干内径正常。心房：左心房扩大。内径 44mm × 56mm。右心房内径正常。左心室：左心室扩大。左心室室壁厚度正常。左心室下壁基底段至心尖段、侧壁、后壁基底段至中间段、前壁中间段心肌变薄，运动及增厚率减低。右心室：右心室内径正常。右心室室壁厚度正常。右心室室壁运动正常。二尖瓣：二尖瓣未见明显异常。CDFI：二尖瓣中度反流，反流面积 4.9cm²。三尖瓣：三尖瓣结构和功能未见明显异常。CDFI：三尖瓣轻度反流，三尖瓣反流速度 255cm/s。PG：26mmHg，TI 法估测肺动脉收缩压 31mmHg。主动脉瓣：主动脉瓣三瓣缘增厚。CDFI：主动脉瓣轻度反流。肺动脉瓣：肺动脉瓣结构和功能未见明显异常。心包 / 胸腔积液：未见心包积液。心包未见明显异常。

结论：节段性室壁运动异常，左心扩大，左心功能减低，二尖瓣中度反流，三尖瓣轻度反流，主动脉瓣轻度反流

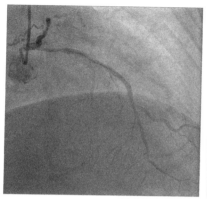

图 8-139　LCA 右头位

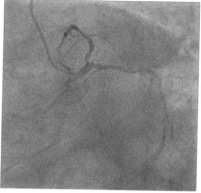

图 8-140　LCA 左足位

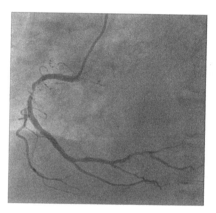

图 8-141　RCA 左前斜位

【PCI 过程】

LAD-PCI：送入 6F XB3.5 指引导管至左冠状动脉开口，将 Sion、BMW 导丝分别送入前降支与中间支，送入 Sprinter 2.5mm×20mm 球囊，以 14atm、14atm、14atm 预扩张 LAD 开口及近中段病变，采用 Szabo 技术于 LAD 中段 - 近段串联植入 Resolute 2.75mm×28mm 支架（Medtronic 公司）、Resolute 3.0mm×22mm 支架（Medtronic 公司），分别以 12atm、14atm 扩张。使用 NC

Trek 2.75mm × 15mm 球囊以 14atm、14atm、14atm、15atm 后扩张，NC Trek3.25mm × 15mm 球囊以 14atm、16atm、18atm 后扩张。多体位造影支架定位准确、扩张充分，中间支及回旋支无任何影响，手术结束（图 8-139 ～图 8-145）。

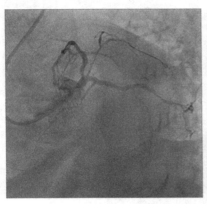

图 8-142　LCA 第一次术后造影

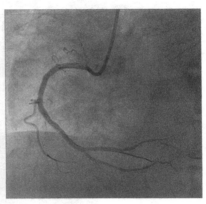

图 8-143　RCA 支架植入后造影

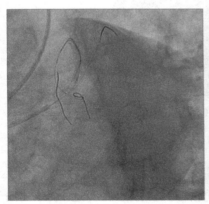

图 8-144　LCA 前降支近段第二次介入治疗支架定位

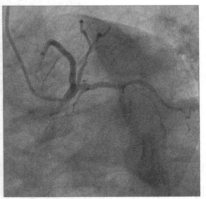

图 8-145　最终结果，对中间支及 LCX 没有影响

【该病例的教学点】

（1）综合相关指南及该患者危险评分，CABG 为首选。但

该患者拒绝 CABG，要求 PCI，根据患者临床及解剖状况并结合 AHA 指南，可以行 PCI（推荐级别 II a 级）。尽管患者心脏超声示 LVEF 值只有 39%，但患者可以平卧，临床心力衰竭症状和体征基本消失（NYHA 心功能分级 III 级）。

（2）术式选择问题：由于患者为三支病变，且心功能较差，为避免造影剂肾病的发生，故采取分次 PCI（STAGE PCI）策略。第一次先完成了右冠状动脉的血运重建。第二次的决定策略为处理 LAD 开口，采用 Szabo 技术精确定位。

（杨胜利　杨　泉　曲华清　银鹏飞）

病例 14 经桡动脉双 Szabo 技术处理左主干及前降支开口病变 1 例

【简要病史】

患者高某，男性，91 岁，主因"突发胸前区不适伴大汗 1 小时"收入河北以岭医院心血管病科二病区。

心血管病危险因素：超高龄老年患者、高血压、2 型糖尿病。

心电图：窦性心律，II、III、aVF 导联 ST 段抬高 0.1 ~ 0.2mV，I、aVL 导联 ST 段压低 0.05 ~ 0.1mV（图 8-146）。

超声心动图：LVIDd 49mm，左心室收缩期末内径（LVIDs）40mm，IVS 8mm，LVEF 38%，主动脉瓣钙化并轻度反流，二、三尖瓣轻度反流，左心室壁运动幅度弥漫性减低。

实验室检查：肌酸激酶同工酶 31.17ng/ml，心肌肌钙蛋白 I 4.62ng/ml，肌红蛋白 66.3ng/ml，NT-proBNP 1303pg/ml，TC 2.76mmol/L，LDL-C 1.78mmol/L，肌酐 97.2μmol/L，血糖 8.2mmol/L，BUN 9.02mmol/L，尿酸 438.2μmol/L。

入院后予以负荷氯吡格雷和阿司匹林，然后行冠状动脉造影检查。

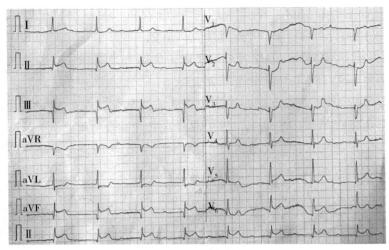

图 8-146　入院心电图

【冠状动脉造影结果】

取右侧桡动脉路径为介入径路，用 5F TIG 造影导管行急诊冠脉造影，提示冠状动脉分布呈右优势型，左右冠状动脉走行区均见钙化影，LMS 全程 30%～40% 弥漫性狭窄；LAD：开口至近段 60%～85% 节段性狭窄，其后 100% 闭塞，前向血流 TIMI 0 级，主间隔支向 LAD 中段发出侧支循环，D1 血管开口至近段不规则，近中段 30%～50% 节段性狭窄；LCX：近段 85% 局限性狭窄，中段 90% 局限性狭窄，远段 50%～80% 节段性狭窄，前向血流 TIMI 3 级，OM4 偏细，开口 60% 局限性狭窄，近段 50% 局限性狭窄；RCA：近段至近中段弥漫性狭窄，最狭窄处 90%，中段 30%～40% 弥漫性狭窄，远段 99% 次全闭塞，前向血流 TIMI 1 级。考虑 RCA 为梗死相关血管，于 RCA 开口至近中段及远段共植入 2 枚支架。术后第 3 天凌晨，患者突发室性心动过速、心室颤动，经电除颤、气管插管等抢救措施后患者生命体征恢复正常。考虑患者左冠状动脉仍存在严重狭窄病变，建议行完全血运重建治疗。家属同意后复查造影，RCA 支架贴壁膨胀良好，前向血流 TIMI 3 级，RCA 向左冠状动脉发出侧支循环（CC 分级 0 级，Rentrop 分级 1 级），左冠状动脉病变情况同前（图 8-147 ～图 8-151）。

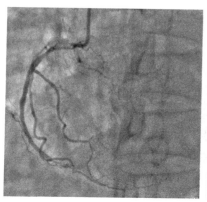

图 8-147　急诊 RCA 造影：近段至近中段弥漫性狭窄，最狭窄处 90%，中段 30% ～ 40% 弥漫性狭窄，远段 99% 次全闭塞

图 8-148　急诊 RCA 支架术后

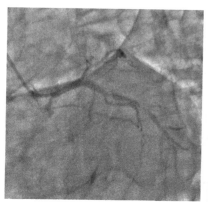

图 8-149　左冠状动脉造影（蜘蛛位）：左主干、LCX、LAD 病变

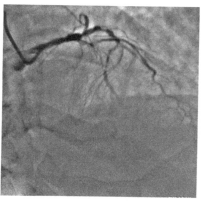

图 8-150　左冠状动脉造影（正头位）：左主干、LCX、LAD 病变

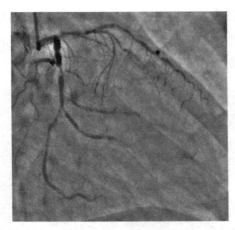

图 8-151 左冠状动脉造影（右肝位）：左主干、LCX、LAD 病变

【病例分析及初始策略选择】

该患者为超高龄老人，此次因"急性下壁心肌梗死"入院，入院后急诊造影提示左主干＋三支病变，RCA 为梗死相关血管，开通 RCA 闭塞病变后植入 2 枚支架，患者症状缓解。但术后第 3 天凌晨患者突发室性心动过速、心室颤动，经电除颤、气管插管等抢救措施后患者生命体征恢复正常。分析考虑患者左冠状动脉仍存在严重狭窄病变，此次突发恶性心律失常发生一方面与急性心肌梗死急性期电活动不稳定有关，也不排除与心肌缺血有关，故建议行完全血运重建治疗。EuroSCORE 评分死亡风险 19%，EuroSCORE Ⅱ 评分死亡风险 28.1%，SYNTAX 评分 37.5 分。但患者超高龄，近期心肌梗死，家属不接受冠状动脉旁路移植术，同意行左冠状动脉介入手术完成完全血运重建。考虑该患者左冠状动脉病变严重，LAD 闭塞病变考虑为慢性病变的可能性大，但具体闭塞时间不详，LCX 存在多段病变，近中段血管较粗大且狭窄最重处达 90%，远段较细小。故尝试先正向开通 LAD 闭塞病变，再处理 LCX 病变，根据处理结果决定是否同时行 LMS 支架植入。

【PCI 过程】

RCA-PCI 第一次急诊：选用 6F JR4.0 指引导管至右冠状动脉开口，选 Runthrough NS 导丝通过 RCA 远段病变处达远端，选 2.0mm×15mm Emerge™ 球囊以（6～16）atm×5 秒参数于 RCA 远段及近中段病变段分段扩张，重复造影：RCA 近段可见残余狭窄 50%，RCA 远段可见残余狭窄 60%，选 2.75mm×20mm 波科 SYNERGY™ 依维莫司药物洗脱支架送入 RCA 远段病变处以 10atm×5 秒参数释放，选 3.0mm×24mm 波科 SYNERGY™ 依维莫司药物洗脱支架送入 RCA 开口至近中段病变处以 13atm×5 秒参数释放，重复造影示支架贴壁欠佳。选 2.75mm×12mm Quantum™ Maverick™ 球囊以（14～18）atm×8 秒参数于 RCA 远段支架内分段扩张，3.0mm×12mm Quantum™ Maverick™ 球囊以（18～24）atm×8 秒参数于 RCA 开口至近中段支架内分段扩张，重复造影示：支架膨胀贴壁良好，未见夹层撕裂影，前向血流 TIMI 3 级，心包未见异常影像。术中监测患者血氧饱和度低于 90%，给予无创呼吸机辅助呼吸治疗，血氧饱和度可维持在 90% 以上（图 8-147 和图 8-148）。

LAD-PCI（第二次择期）：选 6F EBU 3.5 指引导管送入左冠状动脉开口，选 Runthough 导丝通过 LCX 病变至 LCX 远端，选另一 Runthough 导丝至 LAD 近段，送 Finecross 微导管至 LAD 近段，交换 Fielder XT-R 导丝至 LAD 近段，尝试不能通过闭塞段，换 Pilot 150 导丝至 LAD 近段，尝试后通过闭塞段至 LAD 远段，造影通过侧支显影提示导丝位于血管真腔。送 Finecross 微导管不能通过闭塞段，用延长导丝交换 Corsair 微导管也不能通过闭塞段，尝试送 1.5mm×15mm 波科 Emerge™ 球囊也不能通过闭塞段。尝试先干预 LCX 病变，选 2.0mm×15mm Emerge™ 球囊以（12～16）atm×8 秒参数于 LCX 病变段预扩张，重复造影可见残余狭窄 60%，选 2.75mm×28mm 波科 SYNERGY™ 依维莫司药物洗脱支架送入 LCX 近段至中段病变处以 11atm×5 秒参数释放，重复造影示支架膨胀贴壁欠佳，选 3.0mm×15mm Quantum™ Maverick™ 球囊以（12～20）atm×8 秒参数于 LCX 支架内分段扩张，重复造影示支架膨胀贴壁良好，未见夹层撕裂影，心包未见异常影像。再次送 Finecross 微导管通过 LAD 闭塞段，微导管造影再次提示导丝位于血管真腔，交换 Runthough 导丝至 LAD 远段，送 1.5mm×15mm 波科 Emerge™ 球囊 LAD 开口至中远段病变，以（8～14）atm×8 秒参数分段扩张，送 2.0mm×15mm 波科 Emerge™ 球囊 LAD 开口至中远段病变以（8～16）atm×8 秒参数分段扩张，重复造影示 LAD 开口至中远段残余狭窄 50%～70%，前向血流 TIMI 3 级。选波科 SYNERGY™ 2.25mm×28mm 可降解药物洗脱支架至 LAD 中段至中远段以 10atm×8 秒参数扩张，后撤波科 SYNERGY™ 2.25mm×28mm 支架球囊至 LAD 开口至中段以（12～18）atm×8 秒参数扩张，运用 Szabo 技术精确定位波科 SYNERGY™ 2.5mm×32mm 可降解药物洗脱支架于 LAD 开口至近中段以 12atm×8 秒参数扩张，重复造影示 LAD 支架贴壁欠佳，由于成角较小，LAD 支架部分进入 LMS，选 3.0mm×15mm Quantum™ Maverick™ 非顺应性球囊于 LMS 至 LCX 开口以 16atm×8 秒参数扩张，再次运用 Szabo 技术精确定位波科 SYNERGY™ 3.5mm×20mm 可降解药物洗脱支架至 LMS 开口至 LCX 开口以 11atm×8 秒参数扩张，重复造影示 LMS 支架贴壁欠佳，选 3.75mm×12mm Quantum™ Maverick™ 非顺应性球囊以（16～20）atm×8 秒参数于 LMS 支架内分段扩张。选 2.5mm×12mm Quantum™ Maverick™ 非顺应性球囊通过支架网眼于 LAD 支架内由远及近以（12～24）atm×8 秒参数分段扩张，分别选 2.5mm×12 mm Quantum™ Maverick™ 非顺应性球囊于 LAD 开口、3.0mm×8mm Quantum™ Maverick™ 非顺应性球囊于 LCX 开口，两球囊以 14atm×8 秒、14atm×8 秒参数行对吻扩张。重复造影示 LMS-LCX、LCX、LAD 支架膨胀贴壁良好，支架两端无撕裂，心包未见异常影像，前向血流 TIMI 3 级。术中及术毕用有创呼吸机持续辅助呼吸治疗，患者生命体征平稳（图 8-152～图 8-160）。

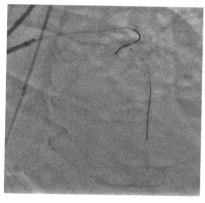

图 8-152 造影证实导丝到达 LAD 远端真腔

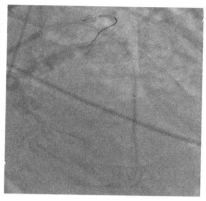

图 8-153 LCX 支架术后，微导管顺利通过 LAD 闭塞段，微导管造影再次证实导丝位于 LAD 远端真腔

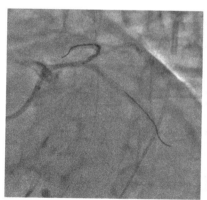

图 8-154 LAD 口部应用 Szabo 技术支架定位

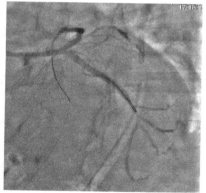

图 8-155 LAD 口部支架释放后造影

【该病例的教学点】

患者高龄且血管病变严重，急诊处理梗死相关血管 RCA 成功，

但患者术后第3天凌晨患者突发室性心动过速、心室颤动，经积极抢救后患者生命体征恢复正常。如果不积极处理，患者可能由于左冠状动脉严重狭窄、心功能低下再次出现血流动力学不稳定。建议处理左冠状动脉病变，患者家属非常积极，同意笔者团队的方案。事实也证明经积极治疗后患者情况明显好转，未再发生心绞痛及恶性心律失常。

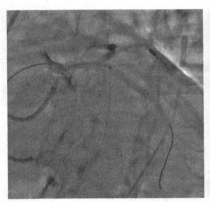 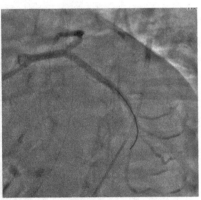

图 8-156　LMS 口部应用 Szabo 技术支架定位　　图 8-157　LMS 口部支架释放后造影

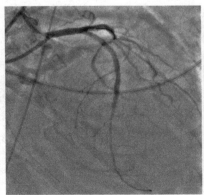 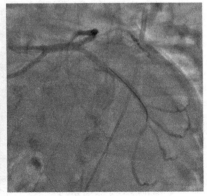

图 8-158　左冠状动脉造影（正头位）：LMS、LAD、LCX 支架术后最终影像　　图 8-159　左冠状动脉造影（蜘蛛位）：LMS、LAD、LCX 支架术后最终影像

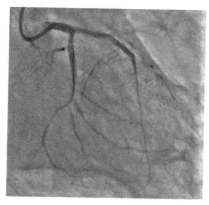

图 8-160 左冠状动脉造影（右肝位）：LMS、LAD、LCX 支架术后最终影像

考虑到患者冠状动脉病变的严重性，在处理左冠状动脉病变前我们给患者置入 IABP 以保证术中的安全，术后第 3 天顺利拔除 IABP 导管。

术中开通 LAD 慢性闭塞病变，Fielder XT-R 导丝尝试不能通过，Pilot 150 导丝顺利通过 LAD 闭塞病变到达远段真腔。对于这样似有微通道，但可能合并钙化的慢性闭塞病变，选择较硬且滑的导丝可能是一个好的选择。

导丝通过 LAD 慢性闭塞病变后微导管及 1.5mm 小球囊均不能通过病变，采取先处理回旋支病变，并计划在回旋支支架内锚定后再尝试通过 LAD 闭塞病变，实际在 LCX 近段至中段植入支架后，后扩球囊保持在支架内再送微导管可顺利通过 LAD 闭塞病变。所以在导丝通过闭塞病变而小球囊不能通过时，在另一支血管放置球囊，扩张或不扩张，会协助另一血管微导管或小球囊通过闭塞病变。

该患者 LAD 及 LMS 开口病变的处理均采用了 Szabo 技术植入支架。LAD 开口至近段病变弥漫，应用 Szabo 技术植入支架前要尽可能充分扩张以确保支架输送顺利。LAD 口部支架释放后，笔者团队发现虽然应用了 Szabo 技术，但由于 LAD 与 LCX 成角相对较小，

LAD 口部支架下缘部分凸入 LCX 口部，考虑 LMS 本身存在病变，术中也观察到 LMS 轻度痉挛的情况，所以予 LMS–LCX 植入支架。对 LMS 远段分叉处进行了对吻扩张，并进行了 LMS 分叉前近段优化扩张。LMS 支架植入时一根导丝位于 LMS–LCX，另一根导丝穿入 LMS 支架末端网眼漂浮于主动脉窦。术中也发现由于 LAD 口部采用了 Szabo 技术释放支架，2.5mm × 12mm Quantum™ Maverick™ 非顺应性球囊轻松通过 LMS–LCX 支架网眼到达 LAD 开口（图 8–154～图 8–160）。

【经验教训】

综合相关指南及该患者危险评分，CABG 为首选。但该患者超高龄，实际接受 CABG 的可能性很小，家属也同意行分次 PCI 治疗。第一次急诊介入时虽然患者没有出现严重的血流动力学改变，但存在低氧血症，需要无创呼吸机支持维持血氧饱和度，为保证手术安全并改善患者心肌缺血减轻心脏负荷，可以考虑置入 IABP，但由于设备原因，急诊未能置入 IABP，但当时的抢救是成功的。

第二次手术由于家属考虑费用等原因，未能使用 IVUS 指导介入治疗特别是左主干支架的植入，但是笔者团队根据经验对 LMS 分叉进行了充分的对吻扩张并对 LMS 支架进行了充分后扩张，造影影像结果满意。

对 RCA、LMS、LAD 及 LCX 主要病变进行了支架植入，但是仍有一些病变未完全处理，如 LCX 远段狭窄病变，但实际造影影像提示 LCX 远段相对较细，术中也未行 FFR 检查。笔者团队认为此次住院基本处理了患者主要冠状动脉狭窄病变，共植入 6 枚支架，患者高龄，可以进一步观察患者病情变化再定后续治疗策略，术后患者病情相对平稳，恢复良好。

（洪　衡　张朴强　赵　明　张凤虹　崔　静）

病例 15 经桡动脉双支 CTO 病变开通后 Szabo 技术处理前降支开口病变 1 例

【简要病史】

患者王某，男性，73 岁，主因"间断胸前区憋闷 3 个月，加重 10 余天"收入河北以岭医院心血管病科二病区。

心血管病危险因素：老年、男性、高血压、2 型糖尿病、高脂血症。

心电图：窦性心律，心室率 72 次 / 分，Ⅲ 导联呈 QS 型，aVF 导联呈 Qr 型，V_1 导联呈 QS 型，V_2 导联呈 Qr 型，V_3 导联呈 QR 波型，Ⅰ、Ⅱ、aVL 导联 ST 压低 0.05 ～ 0.1mV（图 8–161）。

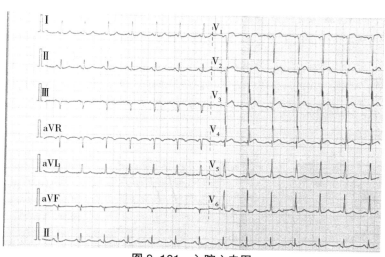

图 8–161　入院心电图

超声心动图：LVIDd 51mm，LVEF 34%，CO 5.1L/min，HR 74 次 / 分；左室壁节段性运动异常，左心室收缩功能正常、舒张功能减低，主动脉瓣轻中度反流。

实验室检查：血肌钙蛋白（–），TC 4.53mmol/L，LDL–C 2.31mmol/L，肌酐 85.6μmol/L，血糖 6.6mmol/L，BUN 4.28mmol/L，

尿酸 348.3μmol/L。

入院后予以负荷氯吡格雷和阿司匹林，然后行冠状动脉造影检查。

【冠状动脉造影结果】

选用右侧桡动脉径路，6F 血管鞘，5F TIG 造影导管。造影发现冠状动脉分布呈右优势型，左右冠状动脉走行区见明显钙化影，左主干开口见斑块；LAD：开口至近段不规则，近段于 D1 血管发出后 100% 闭塞，前向血流 TIMI 0 级，D1 血管近段及中段稍不规则；LCX 近中段 40%～80% 节段性狭窄，远段血管细小，99% 次全闭塞，前向血流 TIMI 1 级，OM2 开口见斑块影，近段 85% 局限性狭窄，OM3 开口至近段 30%～60% 节段性狭窄，LCX 向 RCA 及 LAD 发出侧支循环（CC 分级 2 级，Rentrop 分级 3 级），OM2 向 LCX 远段发出侧支循环（CC 分级 1 级，Rentrop 2 级）；RCA：近段 95% 局限性狭窄，其后 30%～50% 节段性狭窄，中段 100% 闭塞，前向血流 TIMI 0 级，右心室支向 RCA 中远段发出侧支循环（CC 分级 1 级，Rentrop 分级 2 级）（图 8-162～图 8-164）。

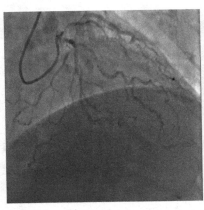 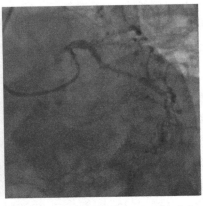

图 8-162　LCX 心房支向 RCA 发出侧支循环　　图 8-163　LAD 近段于 D1 血管发出后 100% 闭塞

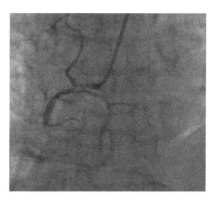

图 8-164　右冠状动脉病变情况

【病例分析及初始策略选择】

该患者 3 个月前胸部症状描述不清，具体闭塞时间不知，近几年未体检，不清楚心电图 Q 波形成时间。EuroSCORE 评分死亡风险 5.72%，EuroSCORE Ⅱ 评分死亡风险 1.78%，SYNTAX 评分 39.5 分。本病例治疗策略选择：根据相关指南，首选搭桥。患者及其家属坚决拒绝 CABG，要求 PCI。PCI 策略选择：仔细分析图像，侧支供应特点是从 LCX 向 RCA 及 LAD 远端发出侧支循环。考虑尝试正向开通 RCA CTO 病变相对安全，复杂程度可能低于 LAD CTO，若成功，可能充分显示 RCA 向 LAD 的侧支循环，可为择期开通 LAD CTO 提供指导。所以首先选择尝试正向处理 RCA CTO 病变，然后择期处理 LAD CTO。

【PCI 过程】

RCA-PCI：选 6F JL3.5 指引导管至右冠状动脉开口，选 Runthrough NS 导丝通过 RCA 近段狭窄病变困难，选 Fielder XT-A 导丝通过 RCA 近段狭窄病变至闭塞处，尝试送 Finecross 微导管不能通过 RCA 近段狭窄病变，尝试送 1.0mm×9mm CONQUEROR® Ⅱ PTCA 球囊，不能通过 RCA 近段狭窄病变。更换 6F SAL 0.75 指引导管至右冠状动脉开口，选 Fielder XT-A 导丝通过 RCA 近段狭窄病变至闭塞处，尝试送 1.0mm×9mm CONQUEROR® Ⅱ PTCA 球囊，不能通过 RCA 近段狭窄病变。用 1.0mm×9mm CONQUEROR® Ⅱ PTCA 球囊部分插入 RCA 近段狭窄病变以 12～16atm 参数扩张，送 1.0mm×9mm CONQUEROR® Ⅱ PTCA 球囊仍不能通过 RCA 近段狭窄病变。选 Gaia 1 导丝通过 RCA 近段狭窄病变至闭塞处，用新 1.0mm×9mm CONQUEROR® Ⅱ PTCA 球囊通过 RCA 近段狭窄病变以 12～20atm 参数扩张，送 Finecross 微导管至 RCA 闭塞处，选 Gaia 1 导丝不能通过 RCA 闭塞段，换 Gaia 3 导丝通过 RCA 闭塞段至 RCA 远段，多体位造影提示导丝位于血管真腔，送 Finecross 微导管入 RCA 远段，造影再次证实导丝位于血管真腔，换 Runthrough NS 导丝至 RCA 远段，用 2.0mm×15mm Emerge™ 球囊以 12～18atm 参数分段扩张 RCA 闭塞段及近段病变，重复造影见 RCA 近段及中段残余狭窄 70%～80%，前向血流 TIMI 3 级。送 2.5mm×5mm 乐普切割球囊不能通过 RCA 近段病变，送 2.5mm×8mm 博迈高压非顺应性球囊通过 RCA 近段病变困难，换另一根 Runthrough NS 导丝至 RCA 远段，送 2.5mm×8mm 博迈高压非顺应性球囊通过 RCA 近段及中段病变以 12～18atm 参数分段扩张，送 2.5mm×5mm 乐普切割球囊通过 RCA 近段及中段病变以 8～10atm 参数再次分段扩张，重复造影，见 RCA 近段及中段残余狭窄 50%～60%，前向血流 TIMI 3 级。选 2.75mm×33mm 海利欧斯药物洗脱支架送入 RCA 中段至中远段病变处以 8atm×8 秒参数释放，选 3.0mm×29mm RDES Ⅱ 雷帕霉素药物洗脱支架送入 RCA 开口至近中段处以 10atm×8 秒参数释放，重复造影，见支架贴壁欠佳，支架两端无撕裂，前向血流 TIMI 3 级；选 2.75mm×12mm Quantum™ Maverick™ 球囊以（15～20）atm×8 秒参数于 RCA 中段支架内分段扩张，选 3.0mm×12mm Quantum™ Maverick™ 球囊以（12～24）atm×8 秒参数于 RCA 开口至中段支架内及支架衔接处分段扩张，重复造影，见支架贴壁良好，衔接良好，支架两端无撕裂,心包未见异常影像,前向血流 TIMI 3 级(图 8-164～图 8-166)。

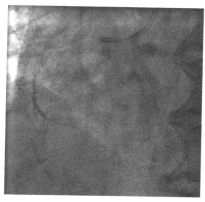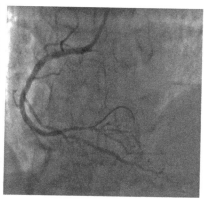

图 8-165 微导管造影再次证实导丝位于血管真腔　图 8-166 右冠状动脉植入支架后

LAD-PCI:选 6F EBU 3.5 指引导管送入左冠状动脉开口,选 Runthough 导丝通过 LCX 病变至其远段,选另一根 Runthough 导丝通过 LAD 近段至 D1 血管远段,行 IVUS 检查明确 LAD 闭塞位置并评估 LAD 近段及 LCX 近段直径。调整 LCX 内的 Runthough 导丝至 LAD 近段,送 Finecross 微导管至 LAD 近段,换 Field XTA 导丝反复尝试通过闭塞段困难,换 Gaia 2 导丝成功部分通过闭塞段但难以进一步前行。常规消毒、铺巾,取左侧桡动脉路径为介入径路,以 2% 利多卡因局部麻醉,穿刺左侧桡动脉成功后置入 6F 动脉鞘管。用 5F TIG 造影导管行右冠状动脉造影,通过逆向造影指导导丝穿刺位点。换 Gaia 3 导丝成功通过闭塞段到达 LAD 远段,对侧造影提示导丝位于血管真腔。用 Finecross 微导管交换 Runthough 导丝至 LAD 远段。送 1.5mm×15mm Maverick2™ 球囊至 LAD 中段病变以(8～14)atm×8 秒参数分段扩张,选 2.0mm× 15mm CONQUEROR® Ⅱ 球囊至 LAD 开口及近中段病变以(8～ 10)atm×8 秒参数分段扩张,送 IVUS 导管至 LAD 远端回撤行冠状动脉 IVUS 检查评估血管腔直径，术中发现 LAD 近中段斑块负荷重且合并存在内膜钙化，钙化最重处达 270°，LMS 末端内膜未见明显斑块负荷，LMS 与 LAD 腔内直径相差较大。送 2.75mm×15mm NC Euphora™ 非顺应性球囊于 LAD 开口至中段病变以（12～18）atm×8 秒参数分段扩张，重复造影示 LAD 开口至近中段残余狭窄 50%～70%，近段见夹层撕裂，前向血流 TIMI 3 级，送海利欧斯 2.75mm×28mm 药物洗脱支架至 LAD 中段困难，在 Guidezilla 导管辅助下成功送海利欧斯 2.75mm×28mm 药物洗脱支架至 LAD 中段以 8atm×8 秒参数扩张，选海利欧斯 3.0mm×28mm 药物洗脱支架精确定位于 LAD 近中段以 8atm×8 秒参数扩张，调整 D1 血管内 Runthough 导丝至回旋支远端。送 3.0mm×12mm Quantum™ Maverick™ 非顺应性球囊于 LAD 开口以（12～14）atm×8 秒参数扩张，选海利欧斯 3.5mm×16mm 药物洗脱支架应用 Szabo 技术精确定位于 LAD 开口以 8atm×8 秒参数扩张，重复造影示 LAD 开口至中段支架贴壁欠佳，前向血流 TIMI 3 级。选 3.0mm×12 mmQuantum™ Maverick™ 非顺应性球囊于 LAD 近段至中段支架内以（12～24）atm×8 秒参数分段扩张，选 3.5mm×8mm Quantum™ Maverick™ 非顺应性球囊于 LAD 开口至近段支架内以（18～26）atm×8 秒参数分段扩张，复查造影示 LAD 开口至中段支架贴壁良好，支架两端无撕裂，心包未见异常影像，前向血流 TIMI 3 级。其间行 IVUS 检查指导支架后扩张，术后复查示支架膨胀贴壁良好。术中 IVUS 检查提示回旋支病变存在＞270° 钙化，IVUS 导管不能通过回旋支病变。考虑手术时间偏长，此次暂不干预回旋支病变（图 8-167～图 8-178）。

【随访结果】

患者两次手术后症状基本消失。回旋支仍存在较严重病变，但合并较严重钙化，建议行旋磨术后植入支架，患者由于个人原因未再次住院。

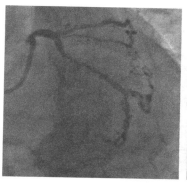

图 8-167 第二次左冠状动脉蜘蛛位造影

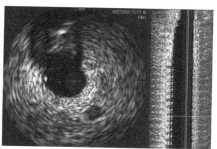

图 8-168 由第一对角支回撤 IVUS 导管协助判断 LAD 闭塞位置

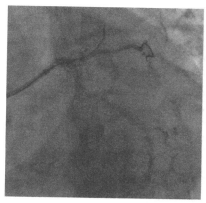

图 8-169 调整 Gaia 2 导丝进入前降支近段闭塞段但难以进一步前行

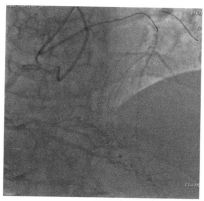

图 8-170 对侧造影指导 Gaia 3 导丝穿刺通过 LAD 闭塞段

【该病例的教学点】

（1）综合相关指南及该患者危险评分，CABG 为首选，但该患者及其家属拒绝 CABG，要求行 PCI，根据患者临床及解剖状况，结合 AHA 指南，可以行 PCI（推荐级别 Ⅱ a 级）。尽管患者心脏超声示 LVEF 值只有 34%，但患者可以平卧，休息时临床心力衰竭症状和体征不明显。

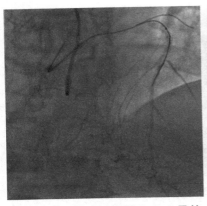

图 8-171 对侧造影指导 Gaia 3 导丝成功穿刺通过闭塞段到达远段血管真腔

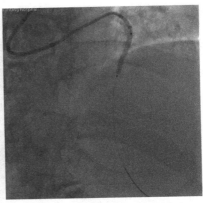

图 8-172 在 Guidezilla 导管辅助下成功送第一枚支架至 LAD 中段释放

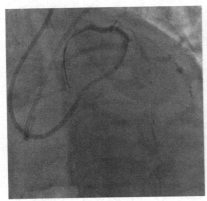

图 8-173 在 Guidezilla 导管辅助下成功送第二枚支架至 LAD 中段释放

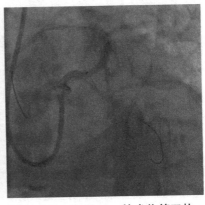

图 8-174 用 Szabo 技术将第三枚支架精确植入 LAD 开口

（2）IABP 的使用问题：根据术者多年临床经验及指南，结合该患者临床情况，可以不预防置入 IABP，但应备用。

（3）术式选择问题：由于患者为双支 CTO，且心功能较差，为避免造影剂肾病的发生，故采取分次 PCI（STAGE PCI）策略。先做哪支是非常重要的问题，由于 LAD 近段闭塞部位不清楚，闭塞段存在钙化，支架植入需精确定位于 LAD 开口。相对而言开通

RCA 闭塞病变可能更容易，且开通后可能给 LAD 提供侧支循环，为下一次手术提供安全保障。所以先尝试开通 RCA CTO 病变，再择期开通 LAD CTO 病变。

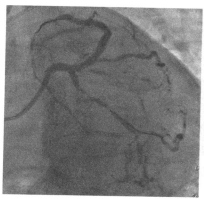
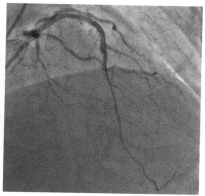

图 8-175　LAD 支架植入后造影（蜘蛛位）

图 8-176　LAD 支架植入后造影（右头位）

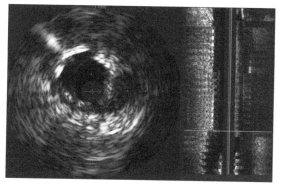

图 8-177　LAD 开口支架术后 IVUS 影像

（4）RCA 及 LAD CTO 病变处均见明显钙化影，术中导丝不能通过闭塞病变时果断选用 Gaia 3 穿透（penetration）的技术成功通过。

（5）LAD 支架植入过程虽经非顺应性球囊充分扩张，但由于血管迂曲钙化，支架送入仍困难，使用 Guidezilla 延长导管辅助成功送入支架到位。类似病变的支架植入困难，使用延长导管辅助是一个好的解决办法。

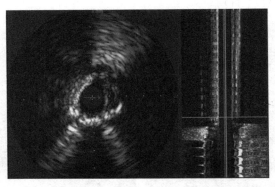

图 8-178　IVUS 检查发现 LCX 近段病变钙化严重

【经验教训】

（1）RCA CTO 病变开通过程中发现 6F JL 3.5 指引导管支撑力不足，换用 6F SAL 0.75 指引导管后支撑力有所改善。由于 RCA 近段存在病变，开始选用 6F JL 3.5 指引导管时也兼顾考虑安全性，是否开始选择股动脉途径，或开始选择更强支撑力的指引导管，小心操作，优先处理 RCA 近段病变，再尝试开通 RCA 闭塞病变，也许能加快 RCA CTO 病变的开通速度。

（2）该病例是术者早期应用 Szabo 技术处理开口病变的病例，所以在第一次开通 RCA CTO 病变时，由于经验尚不充分未使用该技术，实际该病例在处理 RCA 开口病变时使用 Szabo 技术也是一个非常好的选择。

（3）LAD CTO 病变开通时，如果介入治疗开始就准备对侧造影可能可以更快地指导导丝通过病变。

（4）术中发现 LAD 近中段存在 270° 钙化，这也是后期影响支架顺利通过的原因，如果支架术前应用旋磨进行钙化斑块修饰及消融，可能会极大地方便支架通过，也有利于支架充分膨胀贴壁。

但由于旋磨仪当时未能备用及家属的经济承受能力等原因，未能进行旋磨治疗。

（洪　衡　张朴强　赵　明　刘卓衡）

病例 16 经桡动脉开通 RCA 支架内 CTO 病变后用 Szabo 技术处理 RCA 开口病变 1 例

【简要病史】

患者于某，女性，82 岁，主因"间断胸闷痛 10 年，加重 1 天"收入河北以岭医院心血管病科二病区。

心血管病危险因素：老年、高血压、高脂血症。

心电图：窦性心律，心室率 86 次 / 分，Ⅲ、aVF 导联 T 波倒置，Ⅱ 导联 T 波低平。

超声心动图：LVIDd 45mm，LVEF 62%；CO 4.6L/min，HR 79 次 / 分；左心室收缩功能正常、舒张功能减低，二尖瓣轻中度反流。

实验室检查：血肌钙蛋白（－），TC 5.81mmol/L，LDL-C 4.11mmol/L，肌酐 58.3μmol/L，血糖 4.67mmol/L。BUN 4.08mmol/L，尿酸 270μmol/L。

入院后予以负荷氯吡格雷和阿司匹林，然后行冠状动脉造影检查。

【冠状动脉造影结果】

由于患者右侧桡动脉波动明显减弱，术者常规消毒、铺巾，取左侧桡动脉路径为介入径路，以 2% 利多卡因局部麻醉，穿刺左侧桡动脉成功后置入 6F 动脉鞘管。用 5F TIG 造影导管行左、右冠状动脉造影提示冠状动脉分布呈右优势型，LMS 未见明显狭窄；LAD 近段于 D1 血管发出后 85% 局限性狭窄，中段支架内未见明显狭窄，中远段 40%～60% 节段性狭窄，前向血流 TIMI 3 级，D1 血管近段不规则，中远段 60%～80% 节段性狭窄，其一分支开口至近段

50%～60%节段性狭窄，前向血流 TIMI 3 级，LAD 向 RCA 发出侧支循环；LCX 开口见斑块影，近中段不规则，前向血流 TIMI 3 级，LCX 向 RCA 发出侧支循环（CC 分级 2 级，Rentrop 分级 3 级）；RCA：开口 50% 局限性狭窄，近段 100% 闭塞，中段可见支架影，前向血流 TIMI 0 级，圆锥支向 RCA 远端发出侧支循环（CC 分级 1 级，Rentrop 分级 2 级）（图 8-179～图 8-183）。

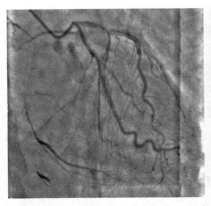
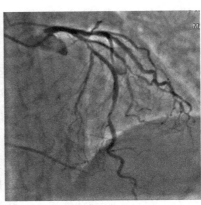

图 8-179　左冠状动脉造影（右足位）　图 8-180　左冠状动脉造影（正头位）

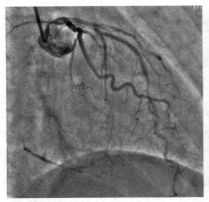
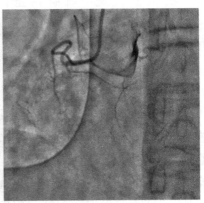

图 8-181　左冠状动脉造影（右头位）　图 8-182　RCA 近段闭塞

【病例分析及初始策略选择】

患者为老年女性，胸闷胸痛病史 10 年，曾于 2013 年在成都市某三甲医院行冠状动脉造影术及冠状动脉介入治疗，于 LAD 及 RCA 共植入支架 2 枚。4 年前曾在石家庄某三甲医院行冠状动脉造影，提示 RCA 慢性支架内闭塞，开通失败（具体不详）。EuroSCORE 评分死亡风险 5.42%，EuroSCORE Ⅱ 评分死亡风险 1.73%，SYNTAX 评分 20 分。本病例治疗策略选择：根据相关指南，建议可以考虑选择 PCI。PCI 策略选择：仔细分析图像，RCA 近段闭塞处有一分支，增加了手术难度，但其后似乎有一小锥形头端，如果该处为血管真腔所在，小心调整导丝进入该处将大大增加正向开通的成功率。另外，侧支供应特点是从 LAD 向 RCA 远端发出良好的室间隔侧支循环，但 LAD 发出室间隔支处已被支架覆盖。如果正向开通失败，选择逆向开通，需扩张支架网孔，且要先处理 LAD 近段病变，以确保手术安全，但处理相对复杂，故若能正向开通 RCA 闭塞病变可能是一个非常好的选择。

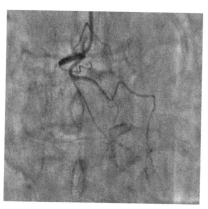

图 8-183　圆锥支向 RCA 远端发出的侧支循环

【PCI 过程】

RCA-PCI：先后选 6F XB RCA、MAC 3.5 指引导管至右冠状

动脉开口，存在同轴不佳、导管嵌顿、稳定性差等问题，换选 6F JL 3.5 指引导管至右冠状动脉开口，选 Runthrough NS 导丝至 RCA 闭塞处，送 Finecross 微导管至 RCA 闭塞处，换 Field XT-R 导丝反复尝试通过闭塞段困难，换 Gaia 2 导丝成功通过闭塞段至 RCA 中段难以前行，换 Pilot150 导丝通过闭塞段至 RCA 中远段。常规消毒、铺巾，取右侧肱动脉路径为介入径路，以 2% 利多卡因局部麻醉，穿刺右侧肱动脉，置入 6F 动脉鞘管。用 5F TIG 造影导管行左冠状动脉造影指导 Pilot150 导丝走行，Pilot150 导丝成功通过并到达 RCA 远端，左冠状动脉造影提示导丝在 RCA 远端真腔内。Finecross 微导管难以完全通过闭塞段，选 1.5mm×15mm 波科 Emerge™ 球囊以（6～12）atm×8 秒参数于 RCA 中段至近段病变处分段预扩张，Finecross 微导管通过闭塞段，交换 Runthrough NS 导丝至 RCA 远端，选 2.0mm×15mm 波科 Emerge™ 球囊以（6～12）atm×8 秒于 RCA 中段至近段病变处分段预扩张，选 2.0mm×10mm 乐普切割球囊送入 RCA 中段支架内及支架后病变处，以（6～10）atm×10 秒参数分段扩张，选 2.5mm×12mm Quantum™ Maverick™ 球囊以（14～20）atm×8 秒参数于 RCA 中段支架内及支架后病变处分段扩张，重复造影示 RCA 中段支架内及支架后病变处未见夹层撕裂影，残余狭窄＜30%，RCA 开口至近段残余狭窄 40%，前向血流 TIMI 3 级。选 2.5mm×35mm 乐普药物涂层冠状动脉球囊以 10atm×90 秒参数处理 RCA 中段支架内及支架后病变，选 Field XT-R 导丝经 6F JL 3.5 指引导管漂浮于右冠状窦，运用 Szabo 技术精确定位 2.5mm×22mm 海利欧斯药物洗脱支架于 RCA 开口至近中段以 12atm×10 秒参数释放。选 2.5mm×12mm Quantum™ Maverick™ 非顺应性球囊以（18～26）atm×8 秒参数于 RCA 开口至近中段支架内分段后扩张，重复造影示支架贴壁良好，中段支架内及支架后残余狭窄＜30%，未见夹层撕裂影，前向血流 TIMI 3 级，心包未见异常影像。撤导丝、导管，手术结束（图 8-184～图 8-192）。

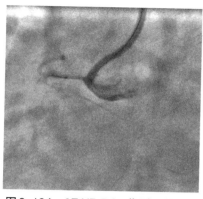

图 8-184 6F XB RCA指引导管同轴不佳

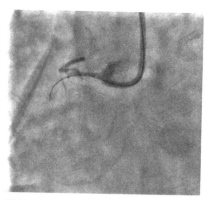

图 8-185 Gaia 2导丝到达原支架内，难以继续前行

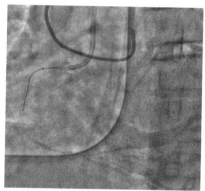

图 8-186 对侧造影指导 Pilot150 导丝走行

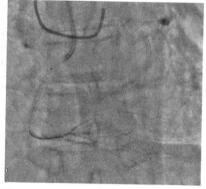

图 8-187 对侧造影证实 Pilot 150 导丝走行于 RCA 远端真腔

【随访结果】

患者症状明显好转，2 个月后复查造影并处理了 LAD 及 D1 血管病变。复查 RCA 支架内未见明显狭窄（图 8-193 和图 8-194），并于 LAD 植入支架 1 枚，于 D1 血管植入药物球囊（图 8-195）。

【该病例的教学点】

该患者 RCA 慢性闭塞病变处有一分支，4 年前曾在外院尝试开通失败，笔者团队仔细阅片，发现闭塞段后似乎有一小锥形头端，且可能为血管真腔所在，增加了正向开通成功的信心，笔者团队先尝试用软导丝找到通过闭塞段的微通道，但不成功，提示闭塞段可能存在较硬的纤维化或钙化病变，选择较硬的 Gaia 2 导丝部分通过闭塞段到达原支架内，却难以继续前行，这时换用硬且滑的 Pilot150 导丝顺利通过闭塞段到达 RCA 远段真腔，经左冠状动脉逆向造影对调整及确认 Pilot150 导丝走行在 RCA 真腔起到很好的指导作用（图 8-182，图 8-185～图 8-187）。

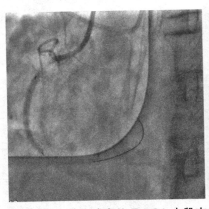

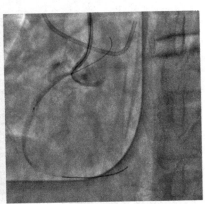

图 8-188　药物球囊处理 RCA 中段支架内再狭窄及支架后病变

图 8-189　RCA 开口支架定位（主动脉窦导丝漂浮于 RCA 开口外）

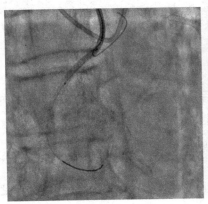

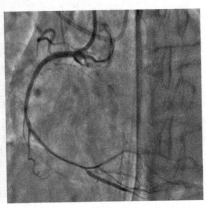

图 8-190　RCA 开口支架释放

图 8-191　RCA 支架术后造影（左侧位）

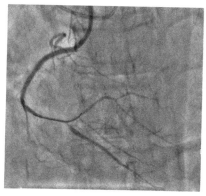

图 8-192　RCA 支架术后造影（正头位）

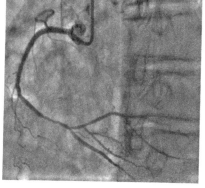

图 8-193　RCA 支架术后 2 个月造影（左侧位）

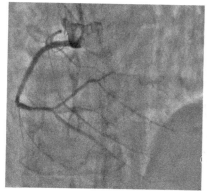

图 8-194　RCA 支架术后 2 个月造影（正头位）

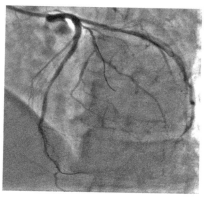

图 8-195　左冠状动脉 PCI 后造影（左头位）

　　患者 RCA 中段曾于 8 年前植入支架，4 年前造影发现支架内已闭塞，此次开通后，经切割球囊及后扩球囊的处理，残余狭窄＜30%，所以采用药物球囊处理支架内再狭窄获得良好的效果，也减少了局部双层支架的覆盖。

　　入路选择：由于右侧桡动脉明显减弱，曾听家属谈到既往右侧操作有一定困难（具体不详），故优先选择左侧桡动脉入路，对侧造影选择了右侧肱动脉入路，成功完成造影。这样减少了从股动脉入路高龄患者术后平卧时间长及并发症增加的缺点。

为该患者选 Field XT-R 导丝漂浮于右冠状窦，运用 Szabo 技术定位支架于 RCA 开口至近中段释放，确保 RCA 口部支架的精确定位，对于今后再次行冠状动脉造影及二次介入的导管导丝顺利到位提供了便利（图 8-187，图 8-190）。

【经验教训】

该患者 RCA 开口于右冠状窦较低部位，右冠状窦相对较小，且 RCA 开口本身即有病变，术中发现选用 6F XB RCA 指引导管到位困难，或勉强到位，但同轴不佳，无法进入 RCA 开口，导管稳定性差。6F MAC 3.5 指引导管存在到位深插明显、嵌顿明显的问题。换用 6F JL 3.5 指引导管至 RCA 开口相对容易，且同轴改善，深插及嵌顿问题也相对改善，但支撑力稍弱。最终成功开通 RCA 闭塞病变（图 8-184～图 8-192）。

对于该患者的手术方案，没有从一开始造影就选择双侧造影以协助判断闭塞段长度，一方面左侧延时造影及 RCA 原有支架影的存在已可帮助判断大致闭塞长度，先尝试导丝到达闭塞的支架内再根据导丝走行的顺利情况决定是否启动逆向造影；另一方面也考虑如果正向开通很顺利，通过正向圆锥支向 RCA 远端发出的侧支循环及导丝可以进入不同分支等方法也可以帮助确定导丝是否到达远端真腔，有可能减少一次血管穿刺给患者带来的不适。但是若从一开始就选择双侧入路可能使手术过程更从容，衔接更流畅。

由于患者不能长时间平卧，故未同期处理 LAD 病变，患者及家属考虑患者年龄大，也要求择期再考虑 LAD 病变的处理。实际此次开通 RCA 闭塞病变，由于既往侧支循环的存在，可能对 LAD 也多了一重保护。

由于经济等原因，患者未进一步行 IVUS 检查协助评估支架内再狭窄原因及选择球囊、支架型号，但术中笔者团队根据经验对原支架进行了充分扩张，对新植入支架也进行了充分后扩张，并取得了较好的术后效果。

（洪　衡　张朴强　赵　明　刘晓雨）

病例 17 急性前壁心肌梗死 LAD100% 闭塞行 Szabo 术式 1 例

【简要病史】

患者崔某，男性，52 岁，主因"发作性咽部紧缩感 7 天"收入河北以岭医院心血管病科一病区。

心血管病危险因素：吸烟史 20 余年，平均 3 盒 / 天。父亲因脑血管病去世，母亲死因不详，哥哥患有脑梗死。

心电图：窦性心律，$V_1 \sim V_3$ 导联呈 QS 型，I、aVL、$V_1 \sim V_5$ 导联 T 波低平、倒置（图 8-196）。

超声心动图：左心大（LA 42mm，LA 横径 43mm，LVIDd 62mm，LVIDs 46mm，LVEF 50%），左心室壁增厚，主、肺动脉瓣轻度反流，二、三尖瓣轻度反流，左心室收缩功能正常低限（图 8-197）。

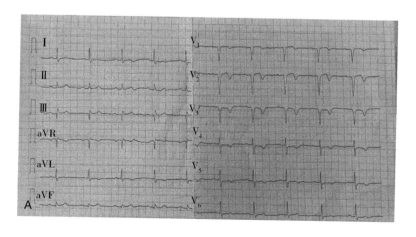

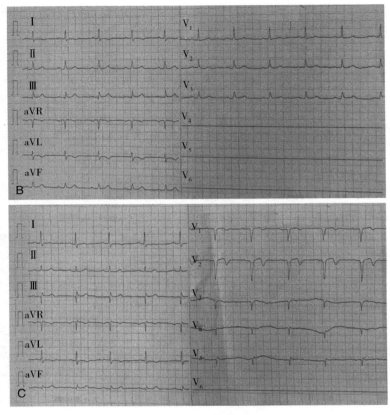

图 8-196　入院心电图

实验室检查：心肌梗死三项示肌钙蛋白 0.68ng/ml。NT–proBNP 844pg/ml，肌酐 77.7μmol/L，TC 3.69mmol/L，LDL–C 2.33mmol/L，血糖 5.70mmol/L。

入院后予以替格瑞洛和阿司匹林，然后行冠状动脉造影检查。

【冠状动脉造影结果】

冠状动脉分布呈右优势型，左冠状动脉走行区可见钙化影，LMS 末端可见斑块影，前向血流 TIMI 3 级；LAD：开口可见斑块影，发出 D1 血管后 100% 闭塞，前向血流 TIMI 0 级（图 8-198 ~ 图

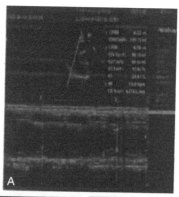

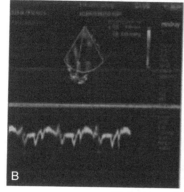
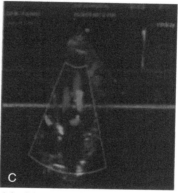

图 8-197　入院超声心动图

超声测值：

AO 窦部 33mm　LA　　　42mm　LA 横径 43mm　　　RA 横径 35mm

IVS　　　12mm　LVPW 11mm　RV　　　29mm　PA　　　19mm

LVIDd 62mm　LVIDs 46mm　EDV　　　196ml　ESV　　　96ml　　　SV 100ml

EF　　　50%　FS　　　26%　HR　　　61 次/分 CO　　　6.1L/min

　　①普通二维及 M 型超声：主动脉及主肺动脉内径正常，大动脉关系未见异常。左心大，余房室腔大小正常。未见未闭导管，房室间隔连续好。室间隔与左心室壁增厚，左心室前壁及心尖段运动幅度减低，余左心室壁运动幅度正常。各瓣膜形态启闭正常。心包腔未见异常回声。②CDFI：主、肺动脉瓣可见反流血流，二、三尖瓣可见反流血流。③PW：二尖瓣 E 峰流速约 94cm/s，A 峰流速约 77cm/s，E/A > 1。④TDI：二尖瓣环间隔侧运动速度 e'=9.0cm/s，E/e'=10.4。

　　诊断意见：左心大，左心室壁节段性运动异常，左心室壁增厚，主、肺动脉瓣轻度反流，二、三尖瓣轻度反流，左心室收缩功能正常低限

8-200）；LCX：近段及中远段可见斑块影，前向血流 TIMI 3 级（图 8-199 和图 8-200）；RCA：中段管腔稍不规则，远段可见斑块影，前向血流 TIMI 3 级，远段向 LAD 提供桥侧支。PD 近中段可见斑块影（图 8-201）。

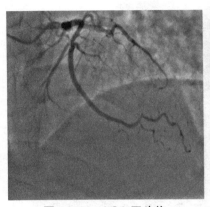

图 8-198　LCA 正头位

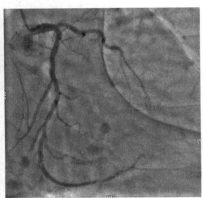

图 8-199　LCA 右足位

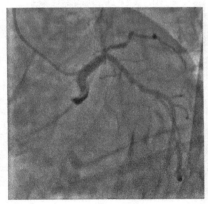

图 8-200　LCA 左足位（一）

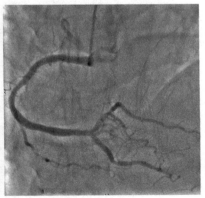

图 8-201　RCA 正头位

【病例分析及初始策略选择】

　　该患者出现病史较短，结合心肌损伤标志物考虑为急性前壁心肌梗死，患者仍有心绞痛症状，造影提示 LAD100% 闭塞，分析 LAD 为梗死相关动脉，EuroSCORE 评分 7 分（死亡风险 11.2%），SYNTAX 评分 19.5 分。可介入开通 LAD 行 PCI。

【PCI 过程】

选用 6F EBU 3.5 指引导管至左冠状动脉开口，选 Runthrough NS 导丝送入 LCX 远段增加导管稳定性，选第二根 Runthrough NS 导丝送入 LAD 闭塞段到达远段，选 2.0mm×15mm 波科 Emerge™ 球囊通过 LAD 闭塞病变处以（12～16）atm×5 秒参数分段扩张，重复造影示 LAD 近段病变处残余狭窄 90%，中段显影，前向血流 TIMI 1 级。经导管推注替罗非班抗血小板聚集，再选 3.0mm×12mm Quantum™ Maverick™ 球囊以（12～16）atm×8 秒参数于 LAD 病变处充分扩张，重复造影示残余狭窄 85%，近中段可见少许血栓影，前向血流 TIMI 3 级。选 3.5mm×24mm 山东吉威雷帕霉素药物洗脱支架系统采用 Szabo 术式送入 LAD 近段病变处并与 LAD 开口平齐，以 10atm×5 秒参数释放（图 8-202），重复造影示支架膨胀贴壁欠佳（图 8-203）。选 3.5mm×12mm Quantum™ Maverick™ 球囊以（12～16）atm×8 秒参数于 LAD 支架内分段扩张，重复造影见支架贴壁良好，支架两端无撕裂，心包未见异常影像，前向血流 TIMI 3 级（图 8-204 和图 8-205）。

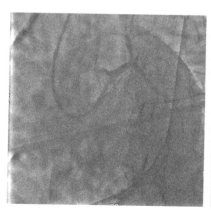

图 8-202　LCA 左足位（二）

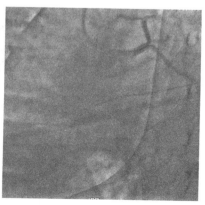

图 8-203　LCA 左足位（三）

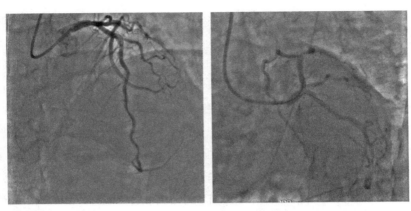

图8-204　LCA最后结果（正头位）　图8-205　LCA左足位（四）（最后结果）

【术后结果】

术后心电图见图8-206。

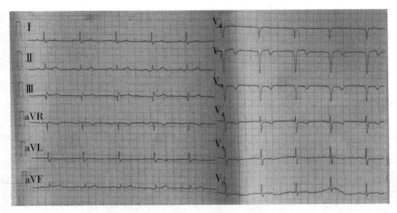

图8-206　术后心电图

【该病例的教学点】

（1）该患者急性心肌梗死，未能第一时间就诊，造影提示LAD开口后闭塞，病情危急，需迅速开通闭塞血管，恢复血流后，注意减少造影剂用量及减少手术时间。故选择可精确定位的Szabo

术式。

（2）对于急性心肌梗死病例，此次手术主要分为两个步骤：第一，迅速恢复再灌注；第二，如需植入支架，选择合适的植入方式避免反复造影造成无复流。

（3）此例 Szabo 术式在急性闭塞病变的处理过程中显示了易于定位及减少投影的优势。

（葛岳鑫　支海博　李　留　王士桢）

病例 18 前降支近段支架内再狭窄累及开口，行 Szabo 术式植入支架 1 例

【简要病史】

患者郝某，女性，83 岁，主因"间断胸闷痛、气短 17 年，加重 15 天"收入河北以岭医院心血管病科一病区。

心血管病危险因素：心房颤动病史 5 年，亚临床甲状腺功能减退病史 1 年，高脂血症病史 1 年。

心电图：窦性心律，III、aVL、$V_1 \sim V_2$ 导联 T 波低平（图 8-207）。

超声心动图：LA 横径 31mm，RA 横径 32mm，IVS 9mm，LVIDd 48mm，LVIDs 31mm，RV21mm，EF 64%（图 8-208）。

实验室检查：cTnI ＜ 0.1ng/ml，NT-proBNP 898.9pg/ml，肌酐 77.0μmol/L，TC 4.54mmol/L，LDL-C 2.42mmol/L，血糖 4.89mmol/L。

入院后予以常规口服氯吡格雷和阿司匹林，然后行冠状动脉造影检查。

【冠状动脉造影结果】

选用 5F TIG 造影导管行冠状动脉造影，提示冠状动脉呈右优

势型，左右冠状动脉走行区可见轻度钙化影；LMS 开口斑块影，未见明显狭窄性病变，前向血流 TIMI 3 级；LAD 开口 75% 局限性狭窄，其后近段至近中段可见支架影，原支架内弥漫性内膜增生，近中段可见 50%～70% 节段性狭窄，远端可见 50% 局限性狭窄，LAD 中段可见长约 20mm 心肌桥 - 壁冠状动脉，心脏收缩期管腔压迫约 20%，前向血流 TIMI 3 级；D1 血管开口可见 70% 局限性狭窄，中段不规则，前向血流 TIMI 3 级（图 8-209 和图 8-210）；LCX：近段稍不规则，前向血流 TIMI 3 级（图 8-211）；RCA 近段不规则，中段散在斑块浸润，未见明显阻塞性病变，前向血流 TIMI 3 级。

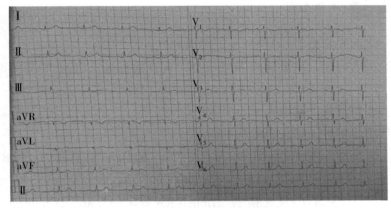

图 8-207　入院心电图

【病例分析及初始策略选择】

该患者主因胸痛入院，既往 PCI 史，且血脂控制差，结合造影图像，分析 LAD 血管病变为引起胸痛的主要原因。EuroSCORE Ⅱ评分 11 分（死亡风险 11.2%），SYNTAX 评分 10 分。本病例治疗策略选择：根据相关指南，可选择 PCI。PCI 策略选择：由于病变累及前降支口部，故建议再次选择支架植入术，由于 LAD 与左主干落差较大，拟采用 Szabo 术式精确定位。

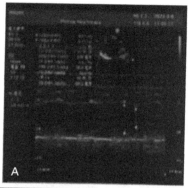

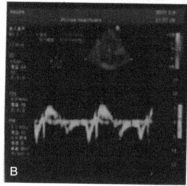
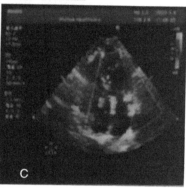

图 8-208　入院超声心动图

气体干扰，部分切面显示不清，超声测值：

AO 窦部 25mm	LA 29mm	LA 横径 31mm	RA 横径 32mm	
IVS 9mm	LVPW 10mm	PV 21mm	PA 22mm	
LVIDd 48mm	LVIDs 31mm	EDV 108ml	ESV 39ml	SV 69ml
EF 64%	FS 35%	HR 60 次 / 分	CO 4.2L/min	

①普通二维及 M 型超声：主动脉及主肺动脉内径正常，大动脉关系正常。各房室腔形态大小正常。房室间隔连续，未见未闭导管。室间隔与左心室后壁厚度及运动幅度正常，未见节段性室壁运动异常。各瓣膜形态启闭正常。心包腔未见异常回声。②CDFI：主、肺动脉瓣口可见反流；二、三尖瓣口可见反流。③PW：二尖瓣 E 峰流速约 118cm/s，A 峰流速约 129cm/s，E/A＜1。④TD1：二尖瓣环间隔侧运动速度 e'=5.9cm/s，E/e'=20。CW：主动脉瓣上流速约 1.9m/s。

诊断意见：主动脉瓣上流速增高，肺动脉瓣轻度反流，三尖瓣轻度反流，左心室收缩功能正常，舒张功能减低

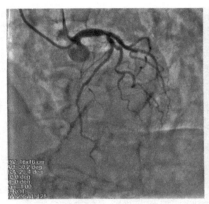

图 8-209　LCA 左头位

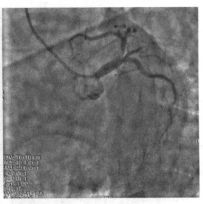

图 8-210　LCA 左足位（一）

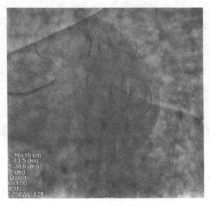

图 8-211　LCA 左足位（二）

【PCI 过程】

选 6F XB3 指引导管至左冠状动脉开口，选 BMW Ⅱ 指引导丝通过 LAD 近段病变处到达其远端，再选 Runthrough NS 指引导丝通过 LCX 到达其远端进行边支保护，先后选 2.0mm×15mm 波科 Emerge™ 球囊、2.5mm×12mm Quantum™ Maverick™ 非顺应性球囊于 LAD 开口至近段原支架内病变处分别以（12～16）atm×8 秒、（12～24）atm×8 秒参数充分扩张；重复造影示 LAD 近

段病变处最重残余狭窄 50%，未见造影剂滞留，前向血流 TIMI
3 级；选 2.75mm × 20mm 波科药物洗脱支架于 LAD 近中段原支
架内中远段病变处精确定位后以 12atm × 10 秒参数释放，选波科
SYNERGY™ 3.0mm × 16mm 可降解药物洗脱支架应用 Szabo 技术送
入 LAD 开口至近中段前一支架近端重叠约 3mm，以 13atm × 10 秒
参数释放（图 8-212），重复造影示 LAD 支架贴壁欠佳，D1 血管
开口受压明显，前向血流 TIMI 3 级；选另一 Runthrough NS 指引导
丝通过 LAD 近段支架网眼至 D1 血管远端，选原 2.0mm × 15mm 波
科 Emerge™ 球囊通过 LAD 支架网眼至 D1 血管开口处以 14atm × 8
秒参数扩张，重复造影示 D1 血管开口残余狭窄＜ 30%，未见夹层
撕裂影，前向血流 TIMI 3 级；先后选 3.0mm × 12mm Quantum™
Maverick™ 非顺应性球囊、3.25mm × 12mm Quantum™ Maverick™
非顺应性球囊于 LAD 开口至近中段支架内分别以（12 ～ 24）
atm × 8 秒、（12 ～ 22）atm × 8 秒参数充分后扩张，重复造影示支
架贴壁膨胀均良好，无夹层撕裂影，心包未见异常影像，前向血流
TIMI 3 级（图 8-213）。

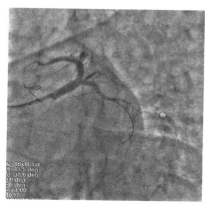

图 8-212 LCA 左足位（三）

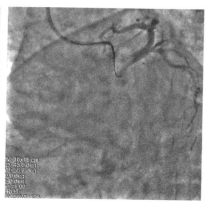

图 8-213 LCA 左足位（四）

【术后结果】

术后心电图见图 8-214。

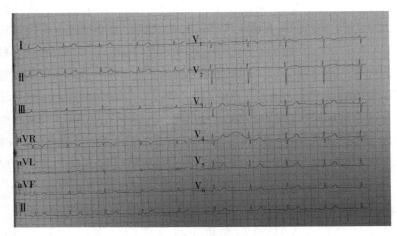

图 8-214　术后心电图

【该病例的教学点】

（1）综合相关指南及该患者危险评分，CABG 与 PCI 均可作为血运重建的方案，但该患者拒绝 CABG，要求 PCI，根据患者临床及解剖状况并结合 AHA 指南，可以行 PCI（推荐级别 Ⅰ B 级）。

（2）本病例为 LAD 开口病变合并支架内再狭窄（ISR），远端支架内选择药物球囊处理似乎更为妥当，但累及开口有新的狭窄，不能保证远期预后，故选择再次支架植入，且选择不同于上次支架的品牌和种类。

（3）选择 Szabo 术式植入 LAD 开口支架，要注意与远端支架保证衔接，提前做好评估，避免支架不能衔接或连接过多。

（葛岳鑫　支海博　王亚利）

病例 19 LMS-LAD 行 Szabo 术式植入支架 1 例

【简要病史】

患者李某，男性，43 岁，主因"间断发作性胸痛 1 年，再发 3 天"收入河北以岭医院心血管病科一病区。

心血管病危险因素：糖尿病病史 2 年余，高脂血症病史 1 年。

心电图： Ⅰ 、aVL 导联 ST 段压低 0.05mV， Ⅰ 、Ⅲ 、aVL 导联 T 波低平（图 8-215）。

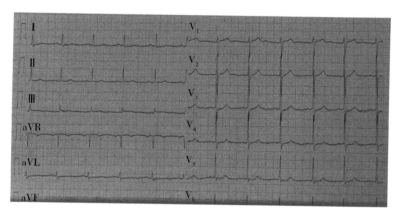

图 8-215 入院心电图

超声心动图：LVIDd 59mm，LVEF 51%（图 8-216）。

实验室检查：血肌钙蛋白 I < 0.1μg/L，TC 3.46mmol/L，LDL-C 1.88mmol/L，肌酐 51.6μmol/L，血糖 7.15mmol/L。

入院后予以替格瑞洛和阿司匹林等抗心绞痛治疗，然后行冠状动脉造影检查。

【冠状动脉造影结果】

冠状动脉分布呈右优势型，左冠状动脉走行区见轻度钙化影，LMS 体部可见弥漫性狭窄，狭窄最重处约 85%，累及 LAD，前向

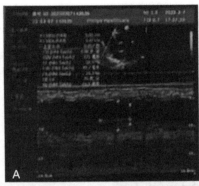

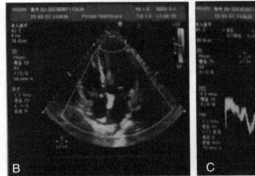
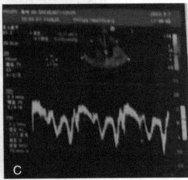

图 8-216　入院超声心动图

超声测值：

AO 窦部	27mm	LA	35mm	LA 横径	33mm	RA 横径	32mm	
IVS	10mm	LVPW	10mm	RV	20mm	PA	22mm	
LVIDd	51mm	LVIDs	35mm	EDV	121ml	ESV	50ml	SV 71ml
EF	59%	FS	31%	HR	70次/分	CO	5.0L/min	

①普通二维及 M 型超声：主动脉及主肺动脉内径正常，大动脉关系正常，各房室腔形态大小正常。房室间隔连续，未见未闭导管，室间隔与左心室后壁厚度及运动幅度正常，未见节段性室壁运动异常，各瓣膜形态启闭正常，心包腔未见异常回声。② CDFI：三尖瓣口可见反流。③ PW：二尖瓣 E 峰流速约 88cm/s，A 峰流速约 76cm/s，E/A ＞ 1。④ TDI：二尖瓣环间隔侧运动速度 e'=6.7cm/s，E/e'=13.1。

诊断意见：三尖瓣轻度反流，左心室收缩功能正常

血流 TIMI 3 级。LAD：开口至近段可见 85% 局限性狭窄，近段可见支架影，支架内可见轻度增生狭窄影，中段可见斑块影，前向血

流 TIMI 3 级，D1 血管近段可见弥漫性狭窄，狭窄最重处约 50%；LCX：近段可见 75% 局限性狭窄，中段可见斑块影，远段可见 50% 局限性狭窄，前向血流 TIMI 3 级（图 8–217～图 8–219）；RCA：近段及中段可见斑块影，远段后分叉前 60% 局限性狭窄，远段向 LAD 间隔支提供侧支循环，前向血流 TIMI 3 级（图 8–220 和图 8–221）。

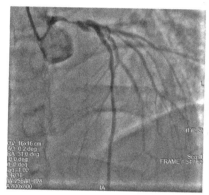

图 8–217　LCA 正头位

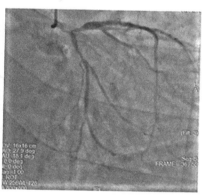

图 8–218　LCA 右足位

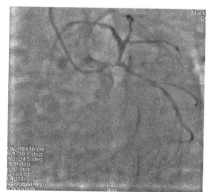

图 8–219　LCA 左足位

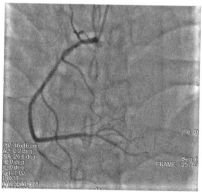

图 8–220　正头位造影

【病例分析及初始策略选择】

该患者因胸痛入院。EuroSCORE 评分 14 分（死亡风险 11.2%），SYNTAX SCORE 评分 23.5 分。本病例治疗策略选择：

根据相关指南，首选搭桥。患者坚决拒绝 CABG，要求 PCI。PCI
策略选择：仔细分析图像，决定尝试开通 LAD 行支架治疗。

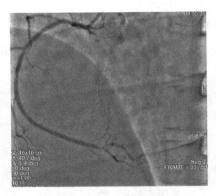

图 8-221　RCA 左前斜位

【PCI 过程】

选 EBU 3.5 指引导管至左冠状动脉开口部，选 Runthrough NS
导丝通过 LMS 到达 LCX 远段，选 Sion blue 导丝难以进入 LAD 开
口，通过 LMS 达 LCX 远段，再选 Pilot 50 导丝反复尝试难以通过
LAD 开口，换用第二根 Runthrough NS 导丝通过 LAD 开口到达远段，
选 2.0mm×15mm 波科 Emerge™ 球囊以 16atm×5 秒参数于 LMS-
LAD 病变处预扩张，再选 3.0mm×12mm Quantum™ Maverick™ 非
顺应性球囊以（12～16）atm×5 秒参数于 LMS-LAD 病变处分段
扩张。重复造影可见残余狭窄 50%，前向血流 TIMI 3 级，选心跃
4.0mm×24mm 雷帕霉素药物洗脱支架应用 Szabo 技术送入 LMS-
LAD 病变处精确定位于 LMS 开口以 16atm×5 秒参数释放（图
8-219～图 8-223），重复造影示支架贴壁欠佳（图 8-224）。选
4.5mm×12mm Quantum™ Maverick™ 非顺应性球囊以（12～18）
atm×5 秒参数于 LMS-LAD 支架分段扩张。选 2.0mm×15mm 波
科 Emerge™ 球囊以 16atm×5 秒参数于 LCX 近段病变处预扩张，
重复造影未见夹层撕裂影，残余狭窄 50%。再选 2.5mm×12mm

Quantum™ Maverick™ 非顺应性球囊以（12 ～ 22）atm × 5 秒参数于 LCX 近段病变处预扩张，重复造影未见夹层撕裂影，残余狭窄＜ 50%。选 4.5mm × 12mm Quantum™ Maverick™ 非顺应性球囊以 12atm × 5 秒参数于 LMS-LAD 支架 LAD 开口、2.5mm × 12mm Quantum™ Maverick™ 非顺应性球囊以 12atm × 5 秒参数于 LCX 开口处行对吻扩张（图 8-225）。对 LCX 行 IVUS 检查示管腔无撕裂影、肌桥影，血管管腔最大直径 3.0mm。选 2.75mm × 10mm 乐普切割球囊以（6 ～ 10）atm × 10 秒参数于 LCX 近段预处理病变，再选 3.0mm × 12mm Quantum™ Maverick™ 非顺应性球囊以（12 ～ 16）atm × 5 秒参数于 LCX 近段病变处分段扩张。重复造影示残余狭窄＜ 30%，未见夹层撕裂影。选 3.0mm × 24mm 乐普药物涂层球囊以 10atm × 70 秒参数处理 LCX 开口至近段病变，重复造影 LCX 残余狭窄＜ 30%，未见夹层撕裂影（图 8-226）。再选 4.5mm × 12mm Quantum™ Maverick™ 非顺应性球囊以（12 ～ 20）atm × 5 秒参数于 LMS-LAD 支架分段扩张。行 IVUS 检查示最大管腔直径 4.5mm，支架膨胀贴壁良好。重复造影示支架膨胀贴壁良好，前向血流 TIMI 3 级。心包未见异常影像（图 8-227 和图 8-228）。超声示支架平齐 LMS 开口（图 8-229），术毕。

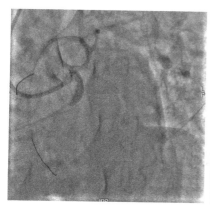

图 8-222 左足位（一）

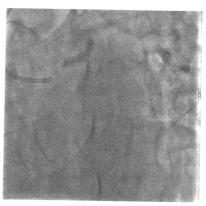

图 8-223 左足位（二）

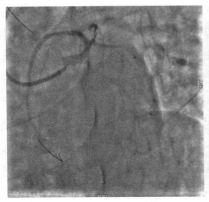

图 8-224　左足位（三）

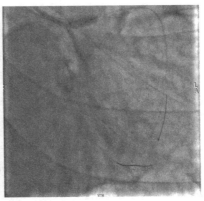

图 8-225　左头位（一）

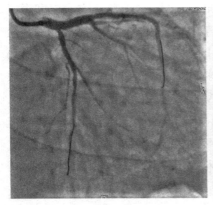

图 8-226　左头位（二）

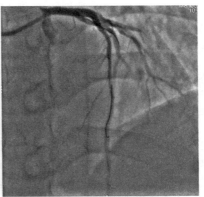

图 8-227　正头位

【术后结果】

术后心电图见图 8-230。

【该病例的教学点】

（1）综合相关指南及该患者危险评分，CABG 和 PCI 均可作为血运重建的治疗方案。充分告知病情后，患者拒绝 CABG，要求行 PCI，根据患者临床及解剖状况并结合 AHA 指南，可以行 PCI（推荐级别Ⅱa级）。

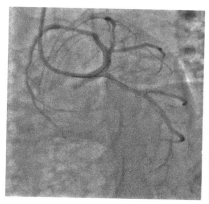

图 8-228 左足位（四）（最后造影）

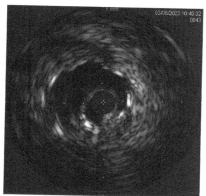

图 8-229 血管内超声结果

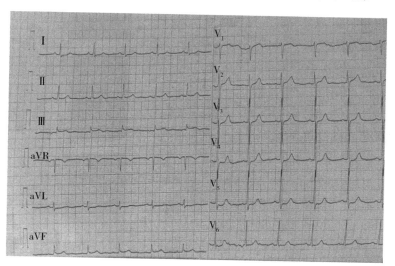

图 8-230 术后心电图

（2）原则上，左主干病变应常规备用 IABP 泵，可以不提前置入，若术中出现压力下降，应立即置入。

（3）本病例由于左主干累及 LAD 严重狭窄，在导丝送入 LAD 远端后患者即出现明显胸痛症状，立即预处理血管，并应用后扩张球囊反复优化病变部位，以便后续支架能够顺利通过，在此过程中要注意保护 LCX，避免造成 LCX 的闭塞，若 LCX 出现闭塞，很有可能造成患者心搏骤停，导致灾难性后果。

（4）在充分预处理 LMS 及 LAD 开口，且证实 LCX 保持通畅即血流 TIMI 3 级之后，进行 Szabo 术式，对支架进行塑形，送入支架过程中，抛锚导丝在回旋支中可暂不撤出，待支架能够送入 LMS 后轻撤支架至左主干外，撤出 LCX 抛锚导丝至 LMS 外重新送入窦底，在此过程要注意避免抛锚导丝撤出支架网眼造成 Szabo 术式的失败。

（5）植入支架后，在撤出抛锚导丝的过程中可明显感觉到导丝头端有一定的阻力感，仔细观察图像，如导丝未在支架网眼内出现凹向 LMS 内，则从影像角度证实支架平齐 LMS 开口。

（6）行 IVUS 腔内影像学证实支架平齐 LMS 开口，Szabo 术式成功。这得益于对细节的把控，从而实现快速精确处理 LMS 开口病变，预防并发症的发生。

（7）对 LCX 行药物球囊置入，避免了分叉支架植入对 LMS-LAD 管腔的反复刺激，简化了手术流程。

【经验教训】

（1）LMS-LAD 病变的 PCI 属于冠状动脉介入治疗中高危操作，术前、术中要做好充分预案准备，以降低血压下降、心搏骤停的风险。

（2）在 Szabo 术中，植入支架的长度不宜过长，如果支架长度 > 20mm，务必充分预处理血管病变，可以在支架未塑形时预先通过一下病变部位，如能顺利通过，撤出支架塑形后行 Szabo 术式，可确保成功。

（葛岳鑫　刘　霞　袁国强　陈　洁）

病例 20 三支病变，于 LAD 以 Szabo 术式植入支架，回旋支药物球囊处理 1 例

【简要病史】

患者尹某，男性，56 岁，主因"活动后胸闷痛 1 月余，加重 1 天"收入河北以岭医院心血管病科一病区。

心血管病危险因素：吸烟 30 余年、平均 15 支 / 日，高血压，2型糖尿病。

心电图：窦性心律，Ⅱ、Ⅲ、aVF、V₁、V₄ ～ V₆ 导联 T 波低平（图 8-231）。

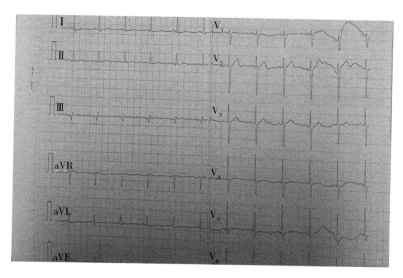

图 8-231　入院心电图

超声心动图：LA 横径 38mm，RA 横径 37mm，IVS 10mm，RV 24mm，LVIDd 50mm，LVIDs 31mm，EF 68%，主动脉瓣钙化，肺动脉瓣轻度反流，二、三尖瓣轻度反流，左心室收缩功能正常，舒张功能减低（图 8-232）。

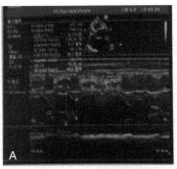

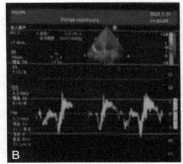
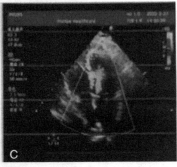

图 8-232　入院超声心动图

超声测值：

AO窦部	27mm	LA	34mm	LA 横径	38mm	RA 横径	37mm
IVS	10mm	LVPW	8mm	RV	24mm	PA	18mm
LVIDd	50mm	LVIDs	31mm	EDV	117ml	ESV	37ml	SV 80ml
EF	68%	FS	38%	HR	76 次 / 分	CO	6.1L/min

①普通二维及 M 型超声：主动脉及主肺动脉内径正常，大动脉关系正常。各房室腔形态大小正常。房室间隔连续，未见未闭导管。室间隔与左心室后壁厚度及运动幅度正常，未见节段性室壁运动异常。主动脉瓣增厚、回声增强，余瓣膜形态启闭正常，心包腔未见异常回声。②CDFI：肺动脉瓣口可见反流；二、三尖瓣口可见反流。③PW：二尖瓣 E 峰流速约 103cm/s，A 峰流速约 75cm/s，E/A > 1。④TDI：二尖瓣环间隔侧运动速度 e'=5.3cm/s，E/e'=19.4。

诊断意见：主动脉瓣钙化，肺动脉瓣轻度反流，二、三尖瓣轻度反流，左心室收缩功能正常，舒张功能减低

冠状动脉 CTA：冠状动脉粥样硬化。①左主干冠状动脉 – 前降

支起始部 – 近段广泛软斑块为主混合斑块，管腔轻中度狭窄；中段局限性心肌桥。②左冠状动脉回旋支近中段多发混合斑块，管腔轻中度狭窄。③右冠状动脉散在软斑块及钙化斑块，局部管腔轻中度狭窄。受患者心率波动影响，部分层面显示欠佳，建议行数字减影血管造影。

实验室检查：葡萄糖 17.69mmol/L；低密度脂蛋白胆固醇 1.49mmol/L；肌酐（氧化酶法）91.2μmol/L；未查肌钙蛋白。

入院后予以常规替格瑞洛和阿司匹林，然后行冠状动脉造影检查。

【冠状动脉造影结果】

用 5F TIG 造影导管分别行左、右冠状动脉造影，提示冠状动脉分布呈右优势型，左右冠状动脉走行区可见钙化影。LMS（–），未见明显阻塞性病变；LAD：开口至近段不规则，近中段自 D1 血管发出后可见弥漫性狭窄，狭窄最重处约 95%，远段不规则，前向血流 TIMI 3 级。D1 血管较细，近段至近中段弥漫性狭窄，狭窄最重处约 50%，前向血流 TIMI 3 级。中间支较细，开口至近中段不规则，前向血流 TIMI 3 级；LCX：开口斑块，近段不规则，OM1 发出后可见 85% 局限性狭窄，其后不规则，中段 OM2 发出前可见 60% 局限性狭窄，其后不规则，中段中远端自 OM3 发出后可见 90% 局限性狭窄，远段自 OM4 发出后不规则，前向血流 TIMI 3 级。OM1 较细，开口至近中段弥漫性狭窄，最重处约 50%，前向血流 TIMI 3 级。OM4 较粗大，近段不规则，前向血流 TIMI 3 级（图 8-233 ～图 8-236）。RCA：近段不规则，中段自第一转折发出后至第二转折发出前弥漫性狭窄，狭窄最重约 70%，远段自第二转折发出后可见 50% ～ 70% 节段性狭窄，前向血流 TIMI 3 级。PD 中段可见 50% 局限性狭窄，其后不规则，前向血流 TIMI 3 级。PL（后侧支）近段不规则，前向血流 TIMI 3 级（图 8-237）。

【病例分析及初始策略选择】

EuroSCORE 评分 3 分（死亡风险 3%），SYNTAX 评分 25 分。

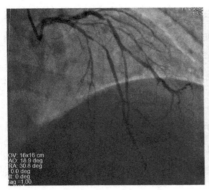

图 8-233　LCA 右头位

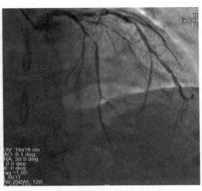

图 8-234　LCA 正头位

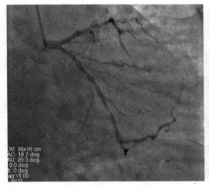

图 8-235　LCA 右足位

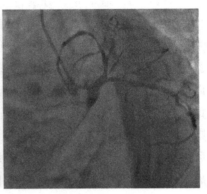

图 8-236　LCA 左足位

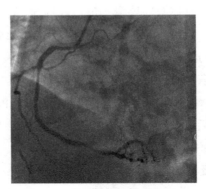

图 8-237　RCA 左前斜位

结合冠状动脉造影结果、心电图、患者症状，患者为三支病变，且LAD 开口至近段弥漫性斑块浸润，LCX 开口斑块浸润，中段存在多处临界病变，管腔直径变化较大，RCA 存在多处临界病变，建议行左冠状动脉 IVUS 检查以协助决定介入干预策略。

【PCI 过程】

选用 6F EBU3.5 指引导管至左冠状动脉开口，选 Runthrough NS 导丝通过 LAD 近中段病变处达其远段，选 BMW Ⅱ导丝通过 LCX 近段至中段病变处达其远段，选 2.0mm×15mm Emerge™ 球囊以（12～16）atm×8 秒参数于 LAD 近段至近中段病变处充分预扩张，重复造影残余狭窄最重处约 60%，前向血流 TIMI 3 级。选波科 SYNERGY™ 2.75mm×20mm 可降解药物洗脱支架送至 LAD 近中段病变处以 11atm×10 秒参数释放，重复造影见支架贴壁膨胀欠佳。对 LAD 行 IVUS 示 LAD 近中段管腔最小直径 1.7mm，斑块负荷 63.8%（图 8-238）。LAD 近中段支架贴壁膨胀不良。选波科 SYNERGY™ 3.0mm×32mm 可降解药物洗脱支架应用 Szabo 技术送入 LAD 开口至近中段前一支架近端重叠约 3mm（图 8-239），以 11atm×10 秒参数释放（图 8-240），重复造影见支架贴壁膨胀欠佳；选 3.0mm×12mm Quantum™ Maverick™ 球囊以（12～24）atm×8 秒参数于 LAD 近中段至近段支架内分段后扩张；再次对 LAD 行 IVUS 检查提示近段支架贴壁膨胀不佳（图 8-241 和图 8-242）；选 3.5mm×8mm Quantum™ Maverick™ 球囊以（14～24）atm×8 秒参数于 LAD 近段支架内分段后扩张，重复造影见 LAD 近段至近中段支架贴壁膨胀均良好。对 LCX 行 IVUS 示 LCX 中段管腔最小直径 1.6mm，斑块负荷 77.2%，见 90°钙化影（图 8-243）。LCX 近段管腔最小直径 1.9mm，斑块负荷 75.4%，见 90°钙化影（图 8-244）。先后选原 2.0mm×15mm Emerge™ 球囊、2.0mm×10mm 乐普切割球囊分别以（12～16）atm×8 秒、（9～12）atm×10 秒参数于 LCX 中段至近段病变处充分扩张，重复造影 LCX 中段最重残余狭窄＞30%，前向血流 TIMI 3 级。选 2.5mm×12mm Quantum™ Maverick™ 球囊以（12～24）atm×8 秒 参数于 LCX 中段至近段病变处分段后扩张，重复造影 LCX 近段至 中段最重残余狭窄＜30%，无夹层撕裂影，前向血流 TIMI 3 级。 先后选 2.5mm×35mm、2.5mm×31mm 乐普药物涂层冠状动脉球囊 分别以 13atm×70 秒、14atm×60 秒参数串联处理 LCX 中段至近段 病变，重复造影见 LCX 开口至中段最重残余狭窄＜30%，无夹层 撕裂影，前向血流 TIMI 3 级（图 8-245）；再次选 3.5mm×8mm Quantum™ Maverick™ 球囊于 LAD 开口支架内以 24atm×10 秒参 数行近段优化治疗，重复造影见 LAD 近段至近中段支架贴壁膨胀 均良好，LCX 近段至中段最重残余狭窄＜30%，无夹层撕裂影， 前向血流 TIMI 3 级；对 LCX 行 IVUS 示开口未受明显支架压迫 （图 8-246），再次多体位重复造影见 LAD 支架贴壁膨胀均良 好，支架两端无撕裂，心包未见异常影像，前向血流 TIMI 3 级 （图 8-247）。

【术后结果】

术后心电图见图 8-248。

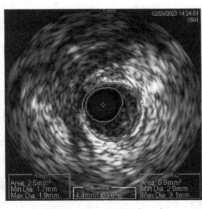 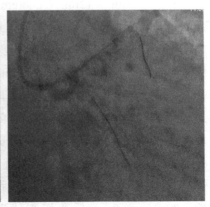

图 8-238　IVUS（一）　　　　图 8-239　LCA 右足位（一）

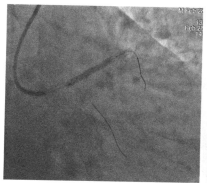

图 8-240 LCA 正足位

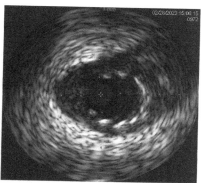

图 8-241 IVUS（二）

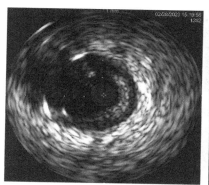

图 8-242 IVUS（三）

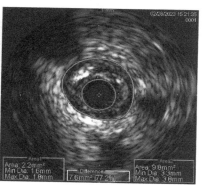

图 8-243 IVUS（四）

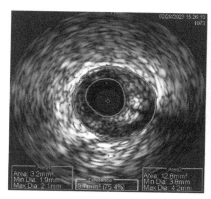

图 8-244 IVUS（五）

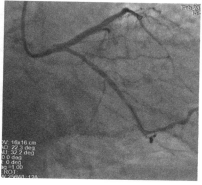

图 8-245 LCA 右足位（二）

【该病例的教学点】

（1）综合相关指南及该患者危险评分，CABG 为首选。但该患者拒绝 CABG，要求 PCI，根据患者临床及解剖状况并结合 AHA 指南，可以行 PCI（推荐级别Ⅰ B 级）。

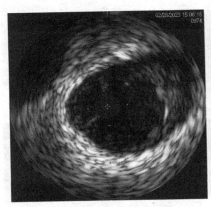

图 8-246　IVUS（六）

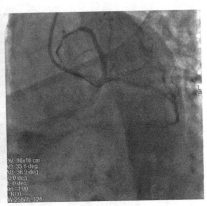

图 8-247　LCA 左足位

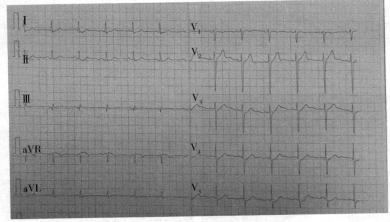

图 8-248　术后心电图

（2）单从造影图像看似乎 LAD 开口至近段病变无须处理，但 IVUS 的腔内影像学提示斑块负荷＞50%，遂决定自 LAD 至中段行完全血运重建。

（3）因患者的 LCX 也需要处理，选择 Szabo 术式植入 LAD 开口支架，从而更易于对 LCX 行 PCI。IVUS 检查提示 LCX 开口未明显受累，证实了 Szabo 术式在开口病变处理中精确定位的优势。

【经验教训】

（1）对于本病例 LAD 开口病变的处理，血管直径在 3.0mm 以上，如选择中段植入支架，开口实行冠状动脉药物涂层球囊处理也是一种可行的方案，究竟最终选取哪种方案，要结合患者的意愿及预处理结果。

（2）在 Szabo 术式的选择上，如 LCX 也植入支架，行 V 支架术式进行双 Szabo 定位各分支支架，最后对吻扩张也是本病例可以考虑的一种支架植入方式。尤其是对于 LMS 与分支血管落差较大的病变处理。

（葛岳鑫　许力云　郭保存　李文聪）

病例 21　经桡动脉 Szabo 技术治疗 LAD 近段病变 1 例

【简要病史】

患者张某，男性，54 岁，主因"活动后胸痛 10 余天"于 2023 年 3 月 27 日收入河北以岭医院德衡院区心内科。

心血管病危险因素：糖尿病史 1 年、吸烟史 30 年（平均 20 支 / 日）。

心电图：窦性心律，Ⅱ、Ⅲ、aVF、$V_4 \sim V_6$ 导联 T 波低平（图 8-249）。

超声心动图：LVIDd 47.2mm，LVEF 67%（图 8-250）。

实验室检查：血肌钙蛋白（-），TC 3.73mmol/L，LDL-C 2.19mmol/L，肌酐 62.21μmol/L，血糖 7.84mmol/L。

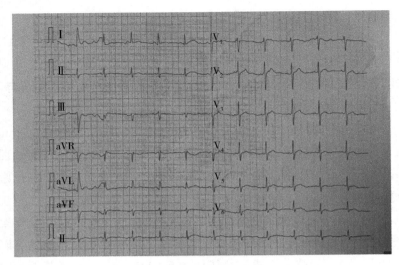

图 8-249　入院心电图

入院后予以负荷氯吡格雷和阿司匹林，然后行冠状动脉造影检查。

【冠状动脉造影结果】

选用右侧桡动脉径路，6F 血管鞘。Tiger 造影导管。造影示冠状动脉分布呈右优势型，左主干未见明显狭窄，LAD 近段弥漫性狭窄，狭窄最重达 90%；LCX 中段可见 20% 局限性狭窄，远段可见约 85% 弥漫性狭窄，RCA 中段可见约 30% 狭窄（图 8-251～图 8-256）。

【病例分析及初始策略选择】

本患者为冠心病初发，出现活动后心绞痛，心电图缺血表现不明显。EuroSCORE 评分死亡风险 3%，SYNTAX 评分 8 分。本病例治疗策略选择：根据相关指南，可行 PCI。PCI 策略选择：仔细分析图像，胸痛罪犯血管分析为 LAD，前三叉病变 Medina 分型为 1，1，0，但左主干末端斑块负荷不重，为防止累及 LCX 开口，决定采用 Szabo 技术精确定位 LAD 支架植入，并对 LCX 行 PCI。

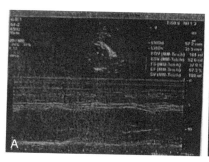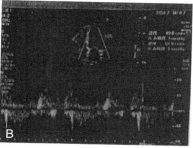

图 8-250　入院超声心动图

超声测值（cm）：

AO 瓣环	2.30	AO 窦部	2.93	AAO	2.93	LA	3.84
RV	2.44	PA	2.13	LA 横径	3.83	RA 横径	3.49
IVS	1.11	LVIDd	4.72	LVPW	1.03		

AV 峰速 98cm/s　　PV 峰速 79cm/s

心功能 EF67%　　FS38 %

主动脉及主肺动脉内径正常，大动脉关系未见异常。各房室腔形态大小正常，未见未闭导管。房室间隔连续，室间隔与左心室后壁厚度及运动幅度正常，未见节段性室壁运动异常。各瓣膜形态启闭正常。心包腔未见异常回声。CDFI：肺动脉瓣口可见少许反流血流信号；二尖瓣口可见少量反流血流信号。PW：二尖瓣 E 峰流速约49cm/s，A 峰流速约68cm/s，E/A < 1。

诊断意见：二尖瓣轻度反流，左心室充盈异常

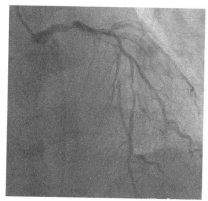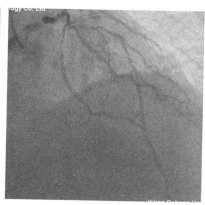

图 8-251　LCA 正头位　　　　图 8-252　LCA 右头位（一）

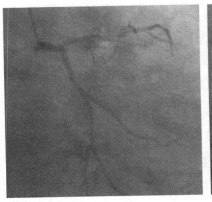

图 8-253　LCA 右足位（一）

图 8-254　LCA 左足位（一）

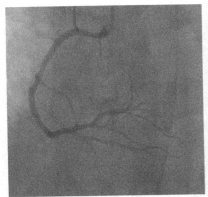

图 8-255　RCA 正头位

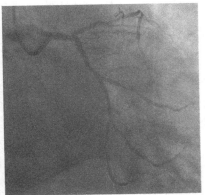

图 8-256　LCA 右足位（二）

【PCI 过程】

LAD-PCI：沿超滑导丝送 6F EBU 3.5 GC 至左冠状动脉口，送 Sion blue 导丝进入 LAD 远端。选 Runthrough NS 导丝送入 LCX 远端，选 2.0mm×15mm 波科 Emerge™ 球囊以 16atm×5 秒参数于 LCX 远段病变处预扩张，选 2.5mm×22mm 海利欧斯药物洗脱支架送入 LCX 远段病变处以 10atm×5 秒参数释放，选 2.5mm×12mm Quantum™ Maverick™ 非顺应性球囊以（16 ～ 20）atm×5 秒参数

于 LCX 支架内分段扩张。

选 Runthrough NS 导丝置入中间支远端，沿 Sion blue 导丝送入 2.0mm×15mm 波科 Emerge™ 球囊以 16atm×5 秒参数于 LAD 病变处预扩张，选 2.7mm×38mm、3.0mm×22mm 海利欧斯药物洗脱支架送入 LAD 中远段前后衔接以 16atm×5 秒参数释放，再选 3.5mm×28mm 海利欧斯药物洗脱支架送入 LAD 近段覆盖病变平齐 LAD 开口以 16atm×5 秒参数释放（图 8-257），重复造影支架贴壁欠佳（图 8-258），再选 3.75mm×12mm Quantum™ Maverick™ 非顺应性球囊以（16～20）atm×5 秒参数于支架内分段扩张。多体位复查造影示支架扩张贴壁良好，无残余狭窄、内膜撕裂、夹层及远段血栓形成，TIMI 血流 3 级（图 8-259 和图 8-260）。

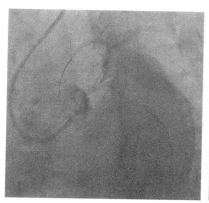

图 8-257 LCA 左足位（二）

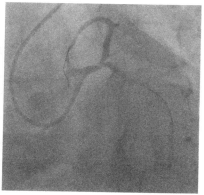

图 8-258 LCA 左足位（三）

【术后结果】

术后心电图见图 8-261。

【该病例的教学点】

（1）综合相关指南及该患者危险评分，行 PCI 不劣于 CABG，且患者抗拒 CABG 术，仔细分析病变，虽然左主干末端可见轻度斑块影，但 LCX 血管粗大，且远端也有病变，仅处理 LAD

开口可避免影响LCX血管开口。

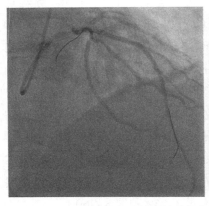 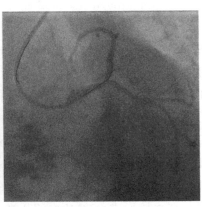

图8-259　LCA右头位(二)(最终结果)　　图8-260　LCA左足位(四)(最终结果)

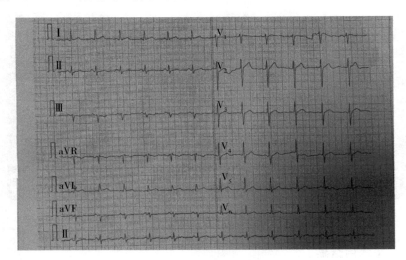

图8-261　术后心电图

（2）在处理LAD前，快速处理LCX远端病变可避免处理LAD过程中需跨左主干病变导致难以后续处理LCX血管病变。

（3）在处理LAD的过程中，由于LAD近段血管为弥漫性病变，需多个支架串联，在由远及近植入支架的过程中需为LAD开口支架预留合适长度，避免支架过短不能衔接或过长导致支架重叠过多，本例LAD共植入3枚支架，在中间支架长度选择上需充分估计LAD开口支架可能需要的长度，选择好第2枚支架长度后，对LAD开口支架的长度选择也就显而易见了，采用Szabo技术精确定位LAD开口后造影支架远端衔接。

（4）由于本病例患者曾在基层医院行PCI，未行IVUS检查是一个缺憾，但是结合术者的临床经验，LAD开口支架植入造影定位精确，多体位造影未发现LCX开口明显受累。术后随访患者症状消失，有待于长期随访验证Szabo技术的可靠性。

（葛岳鑫　王　磊　尹凯敏　刘宇涵）

病例 22　LMS-LAD 严重钙化旋磨后行 Szabo 术式植入支架 1 例

【简要病史】

患者张某，女性，66岁，主因"间断发作性胸痛7年，加重1天"收入河北以岭医院心血病科一病区。

心血管病危险因素：高血压病史40余年，糖尿病病史8年，脑梗死病史3年，高脂血症病史2年。

心电图：窦性心律，Ⅲ、aVF、$V_1 \sim V_3$导联T波低平、倒置（图8-262）。

超声心动图：LVIDd 42mm，LVEF 63%（图8-263）。

实验室检查：血肌钙蛋白I < 0.01ng/ml，TC 4.35mmol/L，LDL-C 2.77mmol/ L，肌酐 46.0μmol/ L，血糖 16.70mmol/L。

入院后予以替格瑞洛和阿司匹林等抗心绞痛治疗，然后行冠状动脉造影检查。

【冠状动脉造影结果】

选用右侧桡动脉径路，6F 血管鞘，Tiger 造影导管。造影发现冠状动脉分布呈右优势型，冠状动脉走行区可见明显钙化影。

LMS：自开口起始全程可见弥漫性狭窄，狭窄最重处约 70%，前向血流 TIMI 3 级。LAD：开口后至近段可见弥漫性狭窄，狭窄最重处约 90%，远段可见 50% 局限性狭窄，前向血流 TIMI 3 级。D1 血管近段可见 70% 局限性狭窄，D2 血管近段可见 50% 局限性狭窄。LCX：开口可见斑块影，中段弥漫性狭窄，狭窄最重处约 75%，中远段可见斑块影，前向血流 TIMI 3 级。OM1 近段可见 70% 局限性狭窄，OM2 开口可见 50% 局限性狭窄（图 8–264 ～图 8–267）。

RCA：中段可见斑块影，远段可见 20% ～ 30% 节段性狭窄，前向血流 TIMI 3 级。PD 开口至近段可见 50% 局限性狭窄，PL 中段可见斑块影（图 8–268 和图 8–269）。

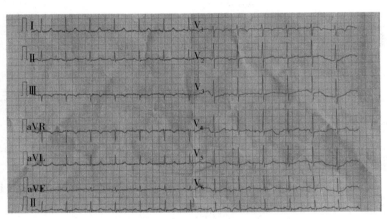

图 8–262　入院心电图

【病例分析及初始策略选择】

本患者因胸痛入院。EuroSCORE 评分 6 分（死亡风险 11.2%），SYNTAX 评分 35 分。本病例治疗策略选择：根据相关指南，首选搭桥。患者坚决拒绝 CABG，要求 PCI。PCI 策略选择：仔细分析图像，决定于 LMS、LAD、LCX 行支架治疗，因患者钙化严重，需备好旋磨设备。

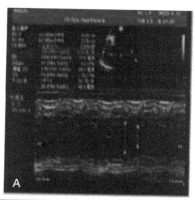

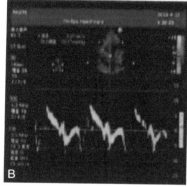 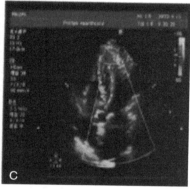

图 8-263 入院超声心动图

超声测值：

AO 窦部	30mm	LA	32mm	LA 横径	37mm	RA 横径	32mm	
IVS	11mm	LVPW	11mm	RV	21mm	PA	23mm	
LVIDd	42mm	LVIDs	28mm	EDV	77ml	ESV	29ml	SV 48ml
EF	63%	FS	34%	HR	67 次 / 分	CO	3.2L/min	

①普通二维及 M 型超声：主动脉及主肺动脉内径正常，大动脉关系正常，各房室腔形态大小正常。房室间隔连续，未见未闭导管。左心室壁增厚，室间隔与左心室后壁运动幅度正常，未见节段性室壁运动异常。主动脉瓣增厚、回声增强，余瓣膜形态启闭正常。心包腔未见异常回声。②CDFI：主动脉瓣口可见反流；二、三尖瓣口可见反流。③PW：二尖瓣 E 峰流速约 78cm/s，A 峰流速约 124cm/s，E/A < 1。④TDI：二尖瓣环间隔侧运动速度 e'=6.2cm/s，E/e'=12.5。

诊断意见：左心室壁增厚，主动脉瓣钙化伴轻中度反流，二、三尖瓣轻度反流，左心室收缩功能正常

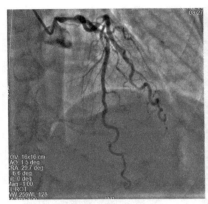

图 8-264　LCA 正头位

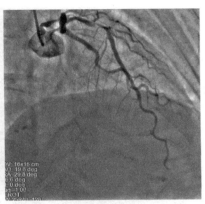

图 8-265　LCA 右头位

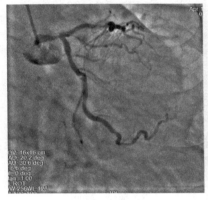

图 8-266　LCA 右足位

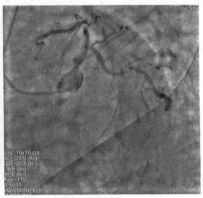

图 8-267　LCA 左足位

【PCI 过程】

选 6F EBU3.5 指引导管至左冠状动脉开口部，选 Runthrough NS 导丝通过 LMS 达 LCX 远段，选 BMW Ⅱ 导丝通过 LMS 达 LAD 远段，对 LAD 行 IVUS 检查示近段病变处可见 270° 钙化影，最小管腔直径 1.5mm，最小管腔面积 2.5mm²，斑块负荷 82.2%（图 8-270）。选 2.0mm×15mm 波科 Emerge™ 球囊以（12～16）atm×5 秒参数于 LMS-LAD 病变处预扩张，球囊不能充分扩张（图 8-271），决定

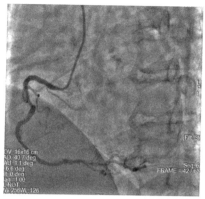
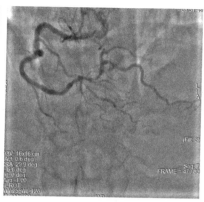

图 8-268　RCA 左前斜位　　图 8-269　RCA 正头位

对 LAD 启动旋磨。对 LCX 行 IVUS 检查示最小管腔直径 1.8mm，最小管腔面积 2.5mm²，斑块负荷 79.1%。选 2.0mm×15mm 波科 Emerge™ 球囊以（12～16）atm×5 秒参数于 LCX 中段病变处分段扩张，重复造影示残余狭窄 50%，未见夹层撕裂影。选 3.0mm×29mm 山东吉威雷帕霉素药物洗脱支架系统送入 LCX 中段病变处以 10atm×5 秒参数释放，重复造影示支架贴壁欠佳。选 3.25mm×12mm Quantum™ Maverick™ 非顺应性球囊以（12～18）atm×5 秒参数于 LCX 支架内分段扩张，重复造影示支架膨胀贴壁佳，未见夹层撕裂影，前向血流 TIMI 3 级（图 8-272）。再选 Finecross 微导管送入 LAD 远段，交换旋磨导丝，选 1.5mm 波科旋磨头送入 LMS 近段以 165 000 转 / 分的速度反复充分旋磨 LMS-LAD 近段病变处（图 8-273），重复造影示未见夹层及撕裂影，前向血流 TIMI 3 级（图 8-274）。再选 2.75mm×12mm Quantum™ Maverick™ 非顺应性球囊以（12～20）atm×5 秒参数于 LMS-LAD 近段病变处分段扩张，选 3.0mm×24mm 山东吉威雷帕霉素药物洗脱支架系统送入 LAD 近段病变处以 14atm×5 秒参数释放（图 8-275），重复造影示支架贴壁欠佳，再选 3.5mm×24mm 山东吉威雷帕霉素药物洗脱支架系统应用 Szabo 技术送入 LMS 开口病变处精确定位与 LAD 支架衔接，以 16atm×5 秒参数释放（图 8-276 和图 8-277），重复造影示支架贴壁欠佳。再选 4.0mm×12mm Quantum™ Maverick™ 非顺应性球囊以（12～22）atm×5 秒参数于 LMS 支架内分段扩张，重复造影示支架贴壁佳，未见夹层撕裂影，前向血流 TIMI 3 级（图 8-278～图 8-280）。行 IVUS 检查示 LAD 最小管腔直径 3.0mm，支架贴壁良好（图 8-281），术毕。

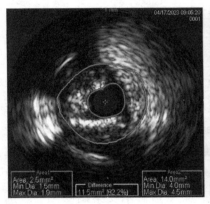

图 8-270　IVUS（一）

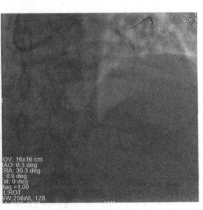

图 8-271　LCA 正头位（一）

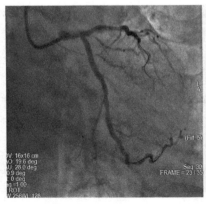

图 8-272　LCA 右足位

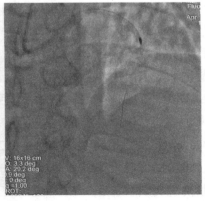

图 8-273　LCA 正头位（二）（旋磨）

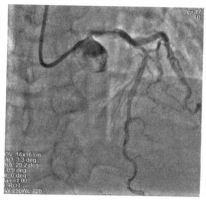

图 8-274 LCA 正头位（三）

图 8-275 LCA 正头位（四）

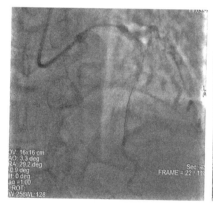

图 8-276 LCA 正头位（五）

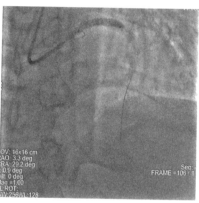

图 8-277 LCA 正头位（六）

【术后结果】

术后心电图见图 8-282。

【该病例的教学点】

（1）综合相关指南及该患者危险评分，CABG 为首选，但该患者坚决拒绝 CABG，要求 PCI，根据患者临床及解剖状况并结合 AHA 指南，可以尝试行 PCI（推荐级别Ⅱ a 级）。患者血管钙化严重，需预备冠状动脉斑块旋磨设备。

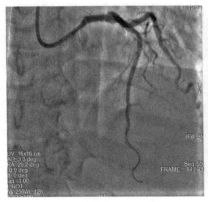

图 8-278　LCA 正头位（七）

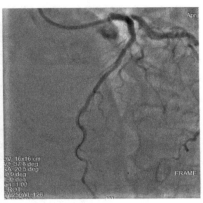

图 8-279　LCA 左头位

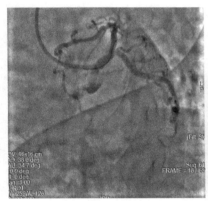

图 8-280　LCA 左足位最后造影

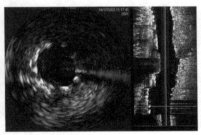

图 8-281　IVUS（二）（支架植入后）

（2）本病例行 PCI，如使用旋磨设备，应提前置入 IABP 导管，以预防旋磨后出现低血压等情况。

（3）由于术中出现心率、血压下降，考虑 LAD 近段为偏心钙化斑块，再次行球囊扩张后较前改善，放弃继续旋磨 LAD 近段钙化斑块。

（4）对 LAD 进行处理前应预先处理好 LCX 血管病变，避免 LMS-LAD 植入支架后难以干预 LCX。

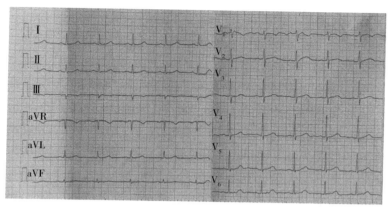

图 8-282 术后心电图

（5）本病例 LMS-LAD 病变较长，支架连接处需避开 D1、LAD 开口，充分评估长度，2 枚支架要选择合适的长度。

【经验教训】

（1）根据相关指南的推荐级别，此病例首选 CABG（优于PCI），但患者坚决拒绝 CABG，PCI 后血管即刻效果相对满意，但是长期预后有待后期随访。

（2）在行冠状动脉斑块旋磨过程中，尤其是 LMS 至 LAD 近段，极易发生血压下降、无复流，且本病例为偏心钙化，极易造成冠状动脉穿孔，故本病例操作风险极高，如用冲击波球囊进行钙化斑块修饰，可能降低本例手术风险，获得更为满意的效果。

（葛岳鑫　洪　衡　支海博　尹凯敏）

病例 23 经桡动脉 Szabo 技术治疗左前降支近段狭窄 1 例

【简要病史】

患者陈某，女性，77 岁，主因"间断左肩背痛 1 年余，再发 3 天"

于 2023 年 4 月 6 日收入河北以岭医院心血管病科三病区。

1 年前行冠状动脉造影示冠状动脉分布呈右优势型；LAD：近段近中端管状、偏心狭窄 70%；LCX：近段可见 90% 局限性狭窄，远段可见 60% 局限性狭窄；RCA：开口向上，近段可见弥漫性狭窄，最重处 90%，中段散在偏心斑块，于 LCX 近段病变处植入一枚 2.75mm×13mm 海利欧斯药物洗脱支架；于 RCA 近段病变处植入一枚 3.0mm×28mm 海利欧斯药物洗脱支架，复查造影示支架贴壁良好，未见血管撕裂、夹层及穿孔，支架膨胀、贴壁良好，未见血管撕裂、夹层及穿孔，边支血流无影响，前向血流 TIMI 3 级。

心血管病危险因素：有高血压病史 30 余年，最高达 200/90mmHg。

心电图：窦性心律，广泛 T 波低平倒置。

超声心动图：LVIDd 46mm，LVEF 66%，肺动脉瓣轻度反流，二尖瓣轻度反流，左心室收缩功能正常。

实验室检查：血肌钙蛋白（－），NT-proBNP 216.5pg/ml，CHO 3.20 mmol/L，TG 0.97mmol/L，LDL-C 1.70mmol/L，肌酐 53.2μmol/L，血糖 6.26mmol/L。

入院后予以足量氯吡格雷和阿司匹林，然后行冠状动脉造影检查。

【冠状动脉造影结果】

选用右侧桡动脉径路，6F 血管鞘，Tiger 造影导管。造影发现冠状动脉呈右优势型；LMS：未见明显狭窄性病变，前向血流 TIMI 3 级；LAD：近中段弥漫性狭窄，最重处约 75%，前向血流 TIMI 3 级；LCX：近段支架通畅，中远段可见 70% 节段性狭窄，远段 50%～60% 节段性狭窄，前向血流 TIMI 3 级；OM4 较粗大，开口见斑块影；RCA：开口向上，近段支架通畅，中远段弥漫性狭窄，最重约 60%，前向血流 TIMI 3 级（图 8-283～图 8-286）。

超声显示LAD近段管腔最小直径2.5mm，斑块负荷71.3%；LCX中远段管腔最小直径2.4mm，斑块负荷78.4%（图8-287和图8-288）。

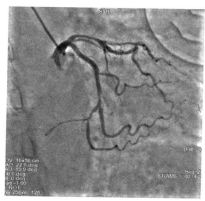

图 8-283 LCA 右足位（一）

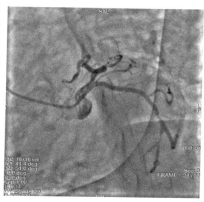

图 8-284 LCA 左足位（一）

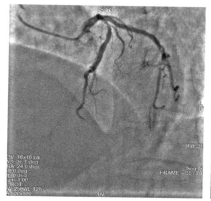

图 8-285 LCA 左头位

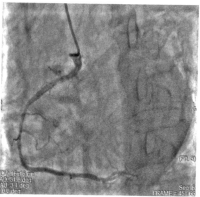

图 8-286 RCA 左前斜位

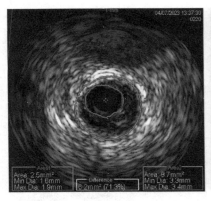 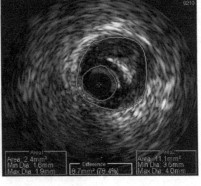

图 8-287　IVUS（一）　　　　图 8-288　IVUS（二）

【病例分析及初始策略选择】

该患者 1 年前在笔者所在医院行冠状动脉造影及 PCI，于 LCX 近段及 RCA 近段植入支架，近 3 天左肩背痛再发，提示冠状动脉狭窄进一步加重。心电图表现不明显。EuroSCORE 评分死亡风险 13.5%，SYNTAX 评分 25 分。本病例治疗策略选择：根据相关指南，对 LAD 及 LCX 行介入治疗。PCI 策略选择：仔细分析图像，考虑患者 LAD 近段及 LCX 中远段病变较上次冠状动脉造影时加重，结合 IVUS 证实 LAD 近段及 LCX 中远段管腔较窄，斑块负荷重。考虑采用 Szabo 技术精确定位于 LAD 近段植入支架。

【PCI 过程】

LAD 及 LCX-PCI：选 6F EBU3.5 指引导管至左冠状动脉开口，选 Runthrough NS 指引导丝通过 LCX 中远段病变到达其远端，对 LCX 行 IVUS 示 LCX 中远段管腔最小直径为 2.4mm，斑块负荷 78.4%。再选另一 Runthrough NS 指引导丝通过 LAD 达其远端，对 LAD 行 IVUS 示 LAD 近段管腔最小直径 2.5mm，斑块负荷 71.3%，选 2.0mm × 15mm Emerge™ 球囊以（14 ～ 18）atm × 5 秒参数分段扩张，于 LCX 中远段充分预扩张，选取 2.75mm × 16mm 海利欧斯药物洗脱支架成功送至 LCX 中远段至 OM4 开口病变处以

10atm×8 秒参数释放，选取 2.75mm×12mm Quantum™ Maverick™ 球囊于支架以（12～22）atm×8 秒参数扩张 3 次，撤回球囊。复查造影示支架贴壁良好，未见血管撕裂、夹层及穿孔，边支血流无影响，前向血流 TIMI 3 级。选 2.75mm×12mm Quantum™ Maverick™ 非顺应性球囊于 LAD 近段以（12～18）atm×8 秒参数充分扩张，选 3.0mm×28mm 海利欧斯药物洗脱支架应用 Szabo 技术送入 LAD 近段以 12atm×10 秒参数释放，选 3.0mm×12mm Quantum™ Maverick™ 非顺应性球囊于 LAD 近段支架内分别以（12～24）atm×8 秒参数充分后扩张，重复造影：支架贴壁膨胀均良好，无夹层撕裂影，心包未见异常影像，前向血流 TIMI 3 级（图 8-289～图 8-294）。IVUS 已证实支架释放贴壁良好（图 8-295 和图 8-296）。

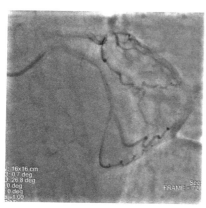

图 8-289 LCA 正足位

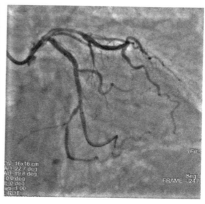

图 8-290 LCA 右足位（二）

【随访结果】

出院后电话随访未诉左肩背痛。

【该病例的教学点】

（1）综合相关指南及该患者危险评分，考虑此次同时处理 LAD 近段及 LCX 中远段，要求行 PCI 治疗上述两处病变。根据患者临床及解剖状况并结合 AHA 指南，目前患者无明显心力衰竭、感染、出血等禁忌证。

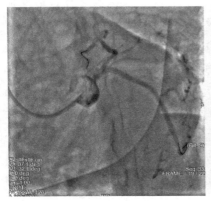

图 8-291　LCA 左足位（二）　　　图 8-292　LCA 左足位（三）

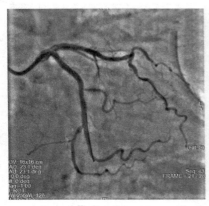
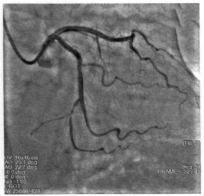

图 8-293　LCA 右足位（三）　　　图 8-294　LCA 右足位（四）

（2）IABP 的使用问题：根据术者多年的临床经验及相关指南，结合该患者临床情况，暂不预防置入 IABP。

（3）术式选择问题：由于患者年龄较大，且冠状动脉造影示三支病变，为避免造影剂肾病的发生，应积极控制造影剂剂量。决定策略：处理 LAD 的近段，采用 Szabo 技术精确定位。当然也常规进行了 IVUS 辅助诊疗，治疗效果非常满意。

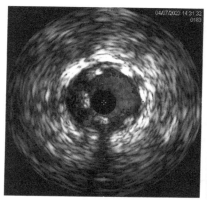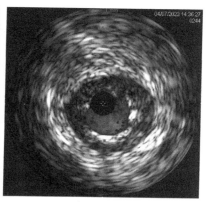

图 8-295　IVUS（三）　　　图 8-296　IVUS（四）

（4）总之，本例的顺利完成（造影剂不超过 150ml）依赖于
LAD 近段精确定位的应用，实际是综合考虑策略及 Szabo 技术娴熟
应用的必然结果。

（王　磊　支海博　王微微　晋子浩）

病例 24 经桡动脉 Szabo 技术治疗女性 Wellens 综合征 LAD 近中
段病变累及开口 1 例

【简要病史】

患者连某，女，56 岁，主因"间断胸闷 8 天，加重 3 天"于
2023 年 4 月 15 日收入河北以岭医院心血管病科三病区。

患者诉 8 天前活动后出现胸闷，持续时间几分钟至十几分钟，
休息后可缓解；3 天前开始加重，发作频繁，伴胸痛、左肩痛及背
痛、出汗，当地医院查心电图示窦性心律，$V_1 \sim V_6$ 导联 T 波低平
（图 8-297）；肺部 CT 示右肺炎症；给予药物治疗（具体用药、

用量不详）后症状仍反复发作，平均每日发作 5 ～ 6 次，休息后可缓解。

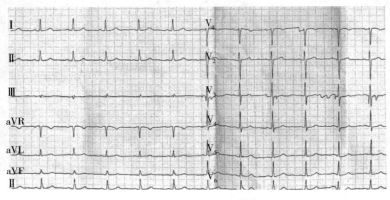

图 8-297　心电图（入院前）

否认高血压、糖尿病、高脂血症等心血管病危险因素。

入院复查心电图：窦性心律，$V_1 \sim V_4$ 导联 T 波对称性倒置（图 8-298）。

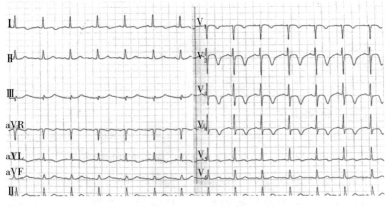

图 8-298　心电图（入院后）

超声心动图：LVIDd 45mm，LVEF 66%（图 8-299）。

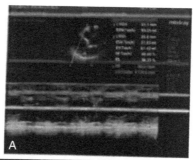

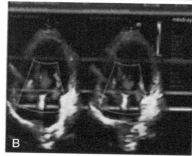
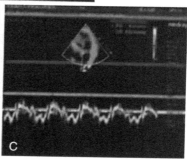

图 8-299　入院超声心动图

超声测值：

AO 窦部 24mm	LA 28mm	LA 横径 31mm	RA 横径 32mm
IVS 7mm	LVPW 8mm	RV 22mm	PA 23mm
LVIDd 45mm	LVIDs 29mm	EDV 93ml	ESV 31ml	SV 61ml
EF 66%	FS 36%	HR 68 次 / 分	CO 4.2L/min

①普通二维及 M 型超声：主动脉及主肺动脉内径正常，大动脉关系未见异常。各房室腔形态大小正常。未见未闭导管，房室间隔连续好。室间隔与左心室后壁厚度及运动幅度正常，未见节段性室壁运动异常。各瓣膜形态启闭正常。心包腔未见异常回声。② CDFI：肺动脉瓣可见反流血流，二、三尖瓣可见反流血流。③ PW：二尖瓣 E 峰流速约 56cm/s，A 峰流速约 70cm/s，E/A ＜ 1。④ TDI：二尖瓣环间隔侧运动速度 e'=6.2cm/s，E/e'=8.8。

诊断意见：肺动脉瓣轻度反流，二、三尖瓣轻度反流，左心室收缩功能正常

实验室检查：血肌钙蛋白（-），TC 3.39mmol/L，LDL-C 3.16mmol/L；肌酐 64.32μmol/L。

入院后予以负荷替格瑞洛和阿司匹林，然后行急诊冠状动脉造

影检查。

【冠状动脉造影结果】

选用右侧桡动脉径路，6F 血管鞘，Tiger 造影导管。造影提示：LMS 不规则；LAD 开口至近段弥漫性钙化、偏心病变，其后近中段可见 50%～80% 节段性狭窄，中远段管腔较细，可见弥漫性狭窄，狭窄最重处约 95%，前向血流 TIMI 2 级；LCX 开口至近段弥漫性狭窄，狭窄最重处约 50%，中段不规则，前向血流 TIMI 3 级；RCA 近段不规则，其后第一转折发出后可见 50% 局限性狭窄，中远段至远段弥漫性狭窄，狭窄最重处约 60%，前向血流 TIMI 3 级；圆锥支近段至中远段弥漫性狭窄，狭窄最重处约 70%，前向血流 TIMI 3 级（图 8-300～图 8-302）。

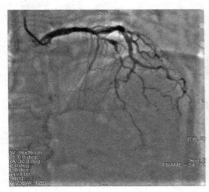
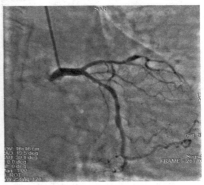

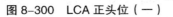

图 8-300　LCA 正头位（一）　　　图 8-301　LCA 右足位（一）

【病例分析及初始策略选择】

该患者 8 天前出现间断胸闷不适，3 天前症状发作频繁，伴有胸闷痛，每次发作均与活动明显相关，休息后可缓解；入院后复查心电图与 3 天前当地医院所做心电图对比，可发现胸前导联 T 波明显对称性倒置；但入院时心肌损伤标志物肌钙蛋白正常；GRACE 缺血危险评分 88 分。本病例治疗策略选择：根据相关指南，入院后查心电图符合 Wellens 综合征特点，且 V_1～V_4 导联存在明显动态 ST-T 改变，属极高危非 ST 段抬高急性冠状动脉综合征患者，分析该患者前降支近段可能存在严重狭窄病变，建议于 2 小时内行介入治疗。患者及其家属表示同意 PCI。PCI 策略选择：仔细分析图像，胸痛罪犯血管明确为 LAD，近段至中远段存在弥漫性狭窄，累及 LAD 开口，RCA 与 LCX 均存在临界病变，可暂不予以介入干预；决定采用 Szabo 技术精确定位 LAD 近段支架植入，LAD 中远段病变因管腔直径较细，优选药物球囊处理。

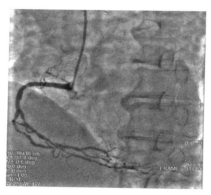

图 8-302 RCA 左前斜位

【PCI 过程】

LAD-PCI：选用 6F EBU3.5 指引导管至左冠状动脉开口，选 Runthrough NS 导丝通过 LAD 近段至中远段病变处达其远段，选 2.0mm×15mm Emerge™ 球囊以（12～16）atm×8 秒参数于 LAD 近段至中远段病变处充分预扩张，重复造影 LAD 近段残余狭窄最重处约 80%，中远段残余狭窄最重处约 50%，未见夹层撕裂影，前向血流 TIMI 3 级。选 2.25mm×15mm Quantum™ Maverick™ 球囊以（14～22）atm×8 秒参数于 LAD 近段至中远段病变处充分预扩张，重复造影 LAD 近段残余狭窄最重处约 50%，可见轻度线性夹层撕裂影，中远段残余狭窄最重＜30%，未见夹层撕裂影，前向血流 TIMI 3 级；选另一根 Runthrough NS 导丝通过 LCX 达其远段，选波科 SYNERGY^{TM}3.0mm×32mm 可降解药物洗脱支架应用 Szabo 技术送至 LAD 开口至近中段病变处以 11atm×10 秒参数释放，重复造影见支架贴壁膨胀欠佳；选 3.25mm×12mm Quantum^{TM} Maverick^{TM} 球囊以（12～22）atm×8 秒参数于 LAD 近中段至开口支架内分段后扩张；重复造影见支架贴壁膨胀均良好；选 2.0mm×35mm 乐普药物涂层冠状动脉球囊以 14atm×60 秒参数处理 LAD 中远段病变处，重复造影见 LAD 中远段残余狭窄＜ 30%，无夹层撕裂影，前向血流 TIMI 3 级（图 8-303～图 8-308）。

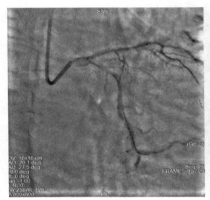

图 8-303　LCA 右足位（二）

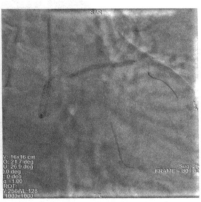

图 8-304　LCA 右足位（三）

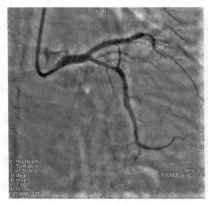

图 8-305　LCA 右足位（四）

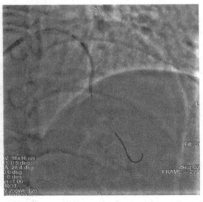

图 8-306　LCA 正头位（二）

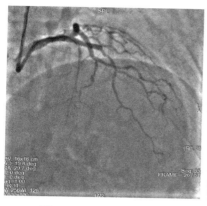
图 8-307　LCA 右头位

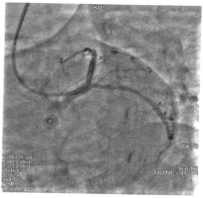
图 8-308　LCA 左足位

【术后观察】

住院期间监测肌钙蛋白最高为 2.51ng/ml。

出院时复查心电图提示 $V_1 \sim V_5$ 导联 T 波倒置深度较术前明显减轻（图 8-309）。

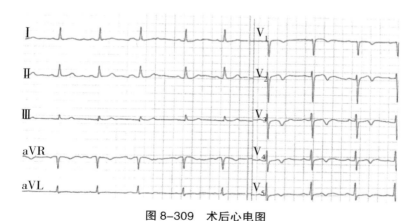
图 8-309　术后心电图

【该病例的教学点】

（1）Wellens 综合征以心电图特征性 T 波为特点，伴冠状动左前降支近端严重狭窄，又称为左前降支 T 波综合征；在不稳定型心绞痛患者胸痛发作后，心电图胸前导联出现特征性 T 波改变及演变：T 波持续性、对称性深倒置或双向等改变及动态变化，通常不伴有 ST 段偏移，提示冠状动脉左前降支近端存在 > 50% 的严重狭窄，有高度前壁心肌梗死危险，冠状动脉造影证实该患者的前降支近段至中段均存在严重狭窄。

（2）根据临床症状、心电图动态改变特点及急性冠状动脉综合征危险分层，该患者属于极高危非 ST 段抬高急性冠状动脉综合征患者，符合急诊冠状动脉造影术指征，根据患者临床及解剖状况并结合 AHA 指南，可以行 PCI（推荐级别 I a 级）。

（3）IABP 的使用问题：根据术者多年临床经验及相关指南，结合该患者临床情况，不需要预置 IABP。

（4）术式选择问题：虽然该患者为三支病变，但结合心电图及影像特点，LAD 为本次胸痛的罪犯血管，而 LCX 与 RCA 为临界病变，可暂不予介入干预，故本次仅处理 LAD。但是 LAD 中远段管腔直径较近段明显变细，此处病变可采用药物球囊处理，而 LAD 近段病变累及开口，采用 Szabo 技术精确定位，术后治疗效果非常满意。

（5）总之，本例的顺利成功（用时不超过 0.5 小时，造影剂不超过 100ml）依赖于口部精确定位的应用，当然也包括对患者临床症状的把握，介入时机的选择，以及采取何种介入策略、方案和术前的准确预判等，是综合考虑策略及娴熟应用 Szabo 技术的最好的结果。

（王　磊　支海博　张　冉　崔芳新）

（二）LAD– 对角支开口病变 Szabo 技术 PCI 治疗

病例 25 LAD CTO 开通血管后行 Szabo 术式治疗对角支 1 开口病变 1 例

【简要病史】

患者朱某，女性，71 岁，主因"间断发作性胸痛 14 年，加重 2 天"收入河北以岭医院心血管病科一病区。

心血管病危险因素：陈旧性前壁心肌梗死、左心室室壁瘤病史 14 年，高血压病史 10 余年，脑梗死病史 3 个月，慢性肾衰竭病史 3 个月。

心电图：Ⅱ、Ⅲ、aVF、V_1 ～ V_6 导联 ST 段抬高 0.1 ～ 0.4mV，Ⅰ、Ⅱ、Ⅲ、aVF、V_1 ～ V_6 导联 T 波低平、倒置（图 8–310）。

超声心动图：LVIDd 73mm，LVEF 20%（图 8–311）。

实验室检查：血肌钙蛋白 I ＜ 0.01μg/L，TC 4.38mmol/L，LDL–C 2.52mmol/L，肌酐 94.6μmol/L，血糖 8.57mmol/L。

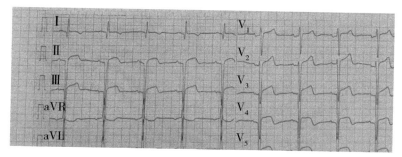

图 8–310 入院心电图

入院后予以替格瑞洛和阿司匹林等抗心绞痛治疗，然后行冠状动脉造影检查。

【冠状动脉造影结果】

选用右侧桡动脉径路，6F 血管鞘，Tiger 造影导管。造影发现

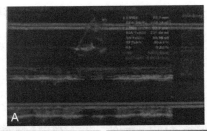

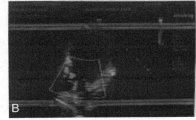
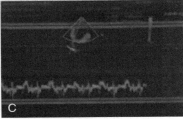

图 8-311 入院超声心动图

超声测值：

AO 窦部	31mm	LA	33mm	LA 横径 33mm		RA 横径	29mm
IVS	7mm	LVPW	10mm	RV	16mm	PA	18mm
LVIDd	73mm	LVIDs	66mm	EDV	279ml	ESV	222ml	SV 57ml
EF	20%	FS	10%	HR	103 次/分	CO	5.9L/min

①普通二维及 M 型超声：主肺动脉内径正常，大动脉关系未见异常，左心室大，左心室向外膨出，余室腔形态大小正常，未见未闭导管，房室间隔连续好，左心室室间隔中下段至心尖部可见中低回声附壁，范围约 64mm×21mm，室间隔与左心室后壁基底段厚度正常，中下段室壁变薄，左室壁运动幅度弥漫性减低。各瓣膜形态启闭正常。心包腔未见异常回声。② CDFI：主动脉瓣可见反流血流，二、三尖瓣可见反流血流。③ PW：二尖瓣血流频谱呈单峰，流速约 96cm/s，A 峰流速。④ TDI：二尖瓣环间隔侧运动速度 e'=4.7cm/s，E/e'=20.4。

诊断意见：左心室大，左心室壁中下段室壁变薄，左心室壁局部低回声附壁 – 血栓形成不除外，左心室壁运动幅度弥漫性减低，主动脉瓣轻度反流，二、三尖瓣轻度反流，左心室功能减低

冠状动脉呈右优势型，左冠状动脉走行区可见轻度钙化影，LMS 未见明显狭窄，前向血流 TIMI 3 级。LAD：开口处发出 D1 血管后可见弥漫性狭窄，狭窄最重处约 99%，中段发出 D2 血管后 100% 闭塞，前向血流 TIMI 0 级；LCX：未见明显狭窄，前向血流 TIMI 3 级（图

8-312 和图 8-313）；RCA：近段可见轻度斑块影，中段可见 30% 局限性狭窄，远段可见斑块影，前向血流 TIMI 3 级。左心室后侧支开口可见 50% 局限性狭窄（图 8-314）。

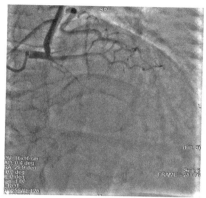

图 8-312 LCA 正头位（一）

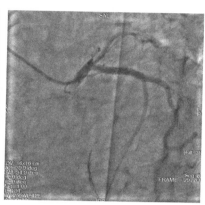

图 8-313 LCA 左足位

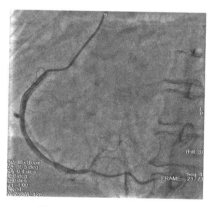

图 8-314 RCA 左前斜位

【病例分析及初始策略选择】

该患者因胸痛入院。EuroSCORE 评分 14 分（死亡风险 11.2%），SYNTAX 评分 23.5 分。本病例治疗策略选择：根据相关指南，首选搭桥。坚决拒绝 CABG，要求 PCI。PCI 策略选择：仔细分析图像，决定尝试开通 LAD 行支架治疗。

【PCI 过程】

选用 6F EBU 3.5 指引导管至左冠状动脉开口，选 Runthrough NS 导丝通过 D1 血管达远段行分支保护，先后选 Pilot50、Fielder XT-A 导丝在 Finecross 微导管支撑下送达 LAD 闭塞处，反复尝试难以推送 Finecross 微导管达闭塞段前，换用 Instantpass® 微导管达 LAD 闭塞段前，换用 Gaia 2 导丝反复尝试难以进入闭塞段，升级 Gaia 3 导丝经 Instantpass® 微导管通过 LAD 闭塞段达中远段后不易继续前进，换用第二根 Gaia 2 导丝达 LAD 远段。穿刺右股动脉，用 6F JR4 造影导管行对侧造影验证导丝头端在血管真腔（图 8-315），推送 Instantpass® 微导管达远段，换第二根 Runthrough NS 导丝达远段，选 1.5mm×15mm 波科 Emerge™ 球囊通过 LAD 闭塞段达远段以（8～16）atm×5 秒参数分段扩张至近段，重复造影示前向血流 TIMI 1 级，远段未显影，选 2.0mm×15mm 波科 Emerge™ 球囊通过 LAD 闭塞段达中段以（8～16）atm×5 秒参数分段扩张至近段，重复造影示前向血流 TIMI 1 级，远段仍未显影，刺破 1.5mm×15mm 球囊送入 LAD 远段，注射硝普钠后重复造影示前向血流 TIMI 2 级。行 IVUS 检查示血管未见夹层撕裂影，近段管腔最大直径 3.5mm，最小管腔面积 2.1mm^2，斑块负荷 79.1%（图 8-316），再选第二根 1.5mm×15mm 波科 Emerge™ 球囊通过 LAD 闭塞段达远段以（12～16）atm×5 秒参数分段扩张至近段，重复造影示前向血流 TIMI 2 级，选 2.75mm×15mm Quantum™ Maverick™ 球囊以（12～16）atm×5 秒参数于 LAD 中段至开口内分段扩张。选 3.0mm×24mm 波科 SYNERGY™ 依维莫司药物洗脱支架送入 LAD 近段病变处，采用 Szabo 术式于 D1 血管开口以 16atm×5 秒参数释放（图 8-317），重复造影示支架贴壁欠佳，选 3.25mm×12mm Quantum™ Maverick™ 球囊以（12～22）atm×5 秒参数于 LAD 近段支架内分段扩张。再选 2.5mm×20mm 波科 SYNERGY™ 依维莫司药物洗脱支架送入 LAD 中段病变处与近段支架衔接以 16atm×5 秒参数释放，重复造影示支架贴壁欠佳，选 2.75mm×15mm Quantum™ Maverick™ 球囊以（12～16）atm×5 秒参数于 LAD 中段支架内分段扩张。行 IVUS 检查示支架贴壁佳，近段支架平齐 D1 血管开口（图 8-318），支架两端未见夹层撕裂影。重复造影示支架贴壁良好，支架两端无撕裂，远段可见线状夹层影，无造影剂滞留，心包未见异常影像，前向血流 TIMI 3 级（图 8-319），术毕。

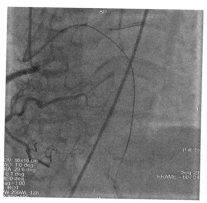

图 8-315 RCA 正头位

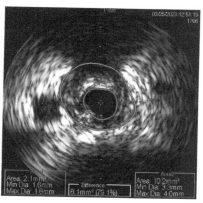

图 8-316 IVUS（一）

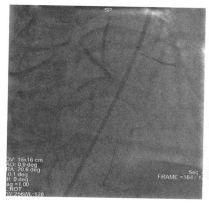

图 8-317 LCA 正头位（二）

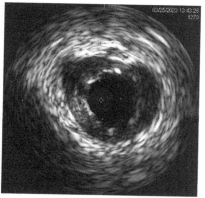

图 8-318 IVUS（二）

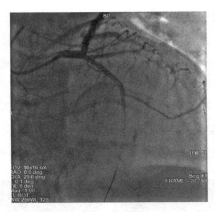

图 8-319　LCA 正头位（三）

【术后结果】

术后心电图见图 8-320。

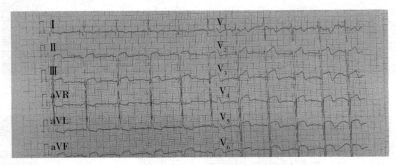

图 8-320　术后心电图

【该病例的教学点】

（1）结合相关指南及该患者危险评分，CABG 为首选。但该患者拒绝 CABG，要求行 PCI 开通 LAD，根据患者临床及解剖状况并结合 AHA 指南，可尝试开通 LAD。

（2）由于患者 LAD 近段可见微通道，故直接选用 Pilot 50、XTA 导丝，通过 LAD 近段进入闭塞段前，由于 Finecross 微导管较软，难以跟随进入闭塞段，故换用支撑力稍强的 APT 微导管，顺利导入至闭塞段，以便升级 CTO 导丝，先后选用 Gaia 系列导丝钻入闭塞段纤维帽后可明显感觉到突破感，此后导丝行走顺畅，经对侧造影验证导丝头端在血管真腔。

（3）血管开通并经球囊扩张处理病变后，远端显影较差，分析为对冲血流所致，此时考虑远端行支架植入改善前向血流。

（4）在 IVUS 测量血管直径后选取合适支架在 D1 血管作为锚定部位采用 Szabo 技术精确定位植入支架后，再向远端行支架植入，更易于选取远端支架长度且定位方便，术后行 IVUS 验证了支架平齐 D1 血管开口，未影响左主干前三叉部位。

（5）此次病例的成功开通血管并采用 Szabo 术式植入支架证明了在 CTO 病变中可以顺利地实行此类术式，实现精准、快速地介入治疗。

【经验教训】

该病例首先植入近端支架后植入远端支架，需注意前后支架落差不宜太大，否则容易造成衔接部位贴壁不良，从而埋下支架内再狭窄隐患。当然本病例在 IVUS 复查后提示支架衔接处贴壁良好，从而避免了支架膨胀不足的不良后果。

（葛岳鑫　支海博　尹凯敏　徐　萍）

病例 26　经桡动脉 Szabo 技术治疗对角支 2 开口病变 1 例

【简要病史】

患者张某，男性，57 岁，主因"间断胸痛、呼吸困难 1 月余"收入河北以岭医院心血管病科二病区。

心血管病危险因素：男性、高脂血症、吸烟。

心电图：窦性心律，肢体导联 QRS 低电压。

超声心动图：LVIDd 53mm，LVEF 69%，CO 5.9L/min； HR 62 次 / 分；三尖瓣轻度反流，左心室收缩功能正常。

实验室检查：血肌钙蛋白（－），TC 4.54mmol/L，LDL-C 2.66mmol/L，肌酐 77.9μmol/L，血糖 6.20mmol/L。BUN 5.98mmol/L，尿酸 231.6μmol/L。

入院后予以负荷替格瑞洛和阿司匹林，然后行冠状动脉造影检查。

【冠状动脉造影结果】

选用右侧桡动脉径路，6F 血管鞘，Tiger 造影导管。造影发现冠状动脉分布呈右优势型，左右冠状动脉走行区见钙化影，LMS 未见明显狭窄；LAD：近中段不规则，前向血流 TIMI 3 级，D2 血管开口 90% 局限性狭窄，前向血流 TIMI 3 级；LCX：开口见斑块影，中段不规则，前向血流 TIMI 3 级；RCA 近中段不规则，前向血流 TIMI 3 级（图 8-321 ～图 8-323）。

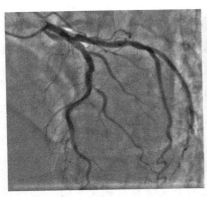 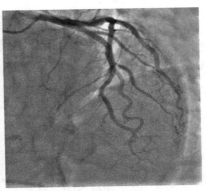

图 8-321　左冠状动脉造影（左头位）：D2 血管开口严重狭窄

图 8-322　左冠状动脉造影（正头位）：D2 血管开口严重狭窄

【病例分析及初始策略选择】

患者 1 月余前睡前突发前胸、后背疼痛，呼吸困难，发作时伴心悸、出汗，持续 5 ～ 6 分钟，端坐位后可逐渐缓解。入院 5 天前上述睡前症状再发，自觉前胸、后背疼痛较前加重，持续 10 余分钟后逐渐缓解。本病例造影结果明确 D2 血管开口存在严重狭窄病变，可能与患者症状高度相关。决定干预 D2 血管开口病变，考虑于 D2 血管开口植入支架存在斑块移位及支架部分钢梁突入 LAD 从而影响 LAD 的可能，故建议优选药物球囊处理 D2 血管开口病变，若预处理不理想，再考虑改用 Szabo 技术处理 D2 血管开口病变。

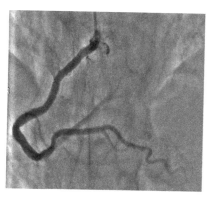

图 8-323　RCA 造影（正头位）

【PCI 过程】

D2-PCI：选 6F EBU 3.5 指引导管至左冠状动脉开口，选 Runthrough NS 导丝通过 D2 血管病变处达远端，选另一根 Runthrough NS 导丝达 LAD 远端，选 1.5mm×15mm 波科 Emerge™ 球囊以（12～16）atm×5 秒参数于 D2 血管开口病变处预扩张，选 2.0mm×5mm 乐普切割球囊以（8～14）atm×20 秒参数于 D2 血管开口病变分段预扩张，重复造影见残余狭窄 80%，未见夹层及撕裂影。选 2.5mm×8mm Quantum™ Maverick™ 非顺应性球囊以（12～16）atm×8 秒参数于 D2 血管开口病变处扩张，重复造影见残余狭窄 70%，见轻度夹层撕裂影，前向血流 TIMI 3 级。放弃药物球囊处理，改用 Szabo 技术送海利欧斯 2.5mm×13mm 药物洗脱支架至 D2 血管开口精确定位，以 9atm×8 秒参数扩张，重复造影见支架贴壁欠佳，支架近段见夹层撕裂，前向血流 TIMI 3 级；选 2.5mm × 8mm Quantum™ Maverick™ 非顺应性球囊以（14 ～ 17）atm × 8 秒参数于 D2 血管支架内分段后扩张，重复造影，见支架贴壁良好，支架两端无撕裂，心包未见异常影像，前向血流 TIMI 3 级。撤导丝、导管，手术结束（图 8-324 ～图 8-328）。

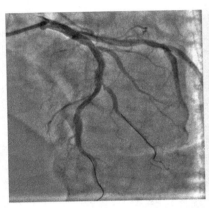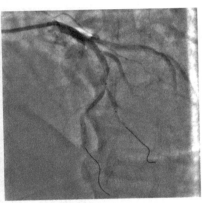

图 8-324 切割球囊及非顺应性球囊扩 图 8-325 应用 Szabo 技术，于 D2 张后，D2 血管开口残余狭窄仍较重， 血管开口支架定位 且近段见轻度夹层撕裂

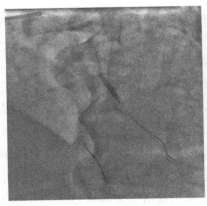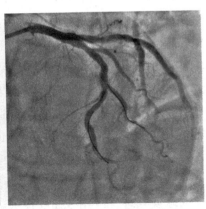

图 8-326 于 D2 血管开口支架释放 图 8-327 支架植入后最终造影（左 头位）

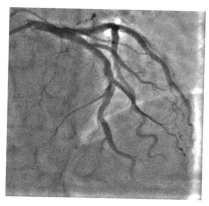

图 8-328 支架植入后最终造影（正头位）

【随访结果】

患者出院后未再发生胸痛、胸闷症状。

【该病例的教学点】

分支开口病变处理均面临斑块移位影响主支的可能，支架植入存在定位不准确导致突入 LAD 内过多的可能，故对于该患者，用药物球囊处理 D2 血管开口病变是一个好的选择。但预处理结果不理想，残余狭窄较重，且出现了轻度夹层撕裂，如果继续扩张处理，不一定能达到理想效果，且可能让夹层扩大，所以笔者团队果断改为支架植入。D2 血管与 LAD 成角为 45° ～ 60°，D2 血管开口支架的植入显然需要尽可能地精确定位。Szabo 技术显然是一个好办法，让凸入 LAD 的支架钢梁减少到最小，又确保完全覆盖 D2 血管开口病变（图 8-324 ～图 8-326）。

对该病例应用 Szabo 技术时也应注意尽可能向前推送 D2 血管内支架，以确保凸入 LAD 内支架梁最少，同时应注意 LAD 内导丝形态。

【经验教训】

由于 LAD 与 D2 血管成角相对较小，故即使应用 Szabo 技术，也必然有一小部分支架梁凸入 LAD，支架膨胀时遗漏了造影检查协助确定支架进入 LAD 的情况，但最终造影结果满意。

（洪　衡　张朴强　赵　明　秘红英）

（三）右冠状动脉远段（RCAd）– 后降支（PDA）开口病变 Szabo 技术行 PCI

> **病例 27**　经桡动脉 Szabo 技术治疗 RCAd– 后降支（PDA）口部狭窄 1 例

【简要病史】

患者刘某，男性，47 岁，主因"劳力性胸痛 2 个月"于 2011 年 11 月 25 日收入某医院心内科。

心血管病危险因素：高血压 5 年，糖尿病 3 年，血脂紊乱 1 个月。

心电图：窦性心律，Ⅱ、Ⅲ、aVF 导联 ST–T 低平改变。

超声心动图：LVEF 60%。

实验室检查：血肌钙蛋白（–），TC 5.27mmol/L，LDL–C 4.56mmol/L，肌酐 70μmol/L，血糖 6.80mmol/L。

入院后予以负荷氯吡格雷和阿司匹林，然后行冠状动脉造影检查。

【冠状动脉造影结果】

选用右侧桡动脉径路，6F 血管鞘，Tiger 造影导管。造影发现冠状动脉分布呈右优势型，左主干、LAD 和 LCX 无明显狭窄，远段血流 TIMI 3 级，右冠状动脉近中段 80% 狭窄，PDA 口狭窄 > 90%（图 8–329 ～图 8–332）。

【病例分析及初始策略选择】

该患者因典型劳力性心绞痛入院，发现 RCA 近中段及 PDA 口部狭窄严重。根据病情及患者要求，完全血运重建 PCI。PCI 策略选择：仔细分析图像，胸痛罪犯血管为右冠状动脉。近中段支架植入后，采用 Szabo 技术精确定位 PDA 口部支架植入。

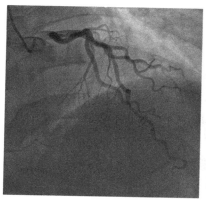

图 8-329　LCA 右头位

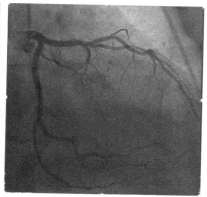

图 8-330　LCA 右足位

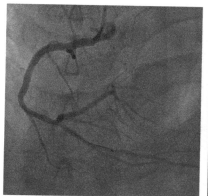

图 8-331　RCA 左前斜位

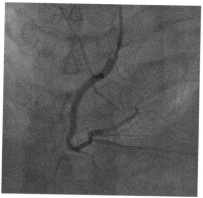

图 8-332　RCA 正头位（一）

【PCI 过程】

RCA-PCI：沿超滑导丝送 6F XB RCA GC 至右冠状动脉口，送 PT2 LS 导丝进入 PDA 远端，选 SPRINTER LEGEND 2.0mm×15mm 球囊扩张 RCA 近中段。RCA 中段：选 XIENCE V 3.0mm×23mm 药物洗脱支架，以 18atm×10 秒参数释放；RCA 近段：选 XIENCE V 4.0mm×15mm 药物洗脱支架，以 16atm×10 秒参数释放。选另一根抛锚导丝 Runthrough GW 进入左心室后侧支。沿 PT2 LS 导丝送 INVATEC 2.0mm×10mm 支架扩张 PDA 口部狭窄处。撤出球囊，再沿 PT2 LS 导丝用 Szabo 技术送 XIENCE V 2.25mm×12mm 药物洗脱支架至 PDA 口部病变处，覆盖病变后以 10atm 参数释放，退出支架球囊，再送入 VOYAGER NC 2.5mm×12mm 后扩球囊以 16atm×10 秒参数后扩，退出后扩球囊。多体位复查造影示支架扩张贴壁良好，无残余狭窄、内膜撕裂、夹层及远段血栓形成，血流 TIMI 3 级（图 8-333～图 8-335）。

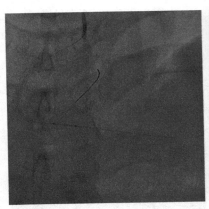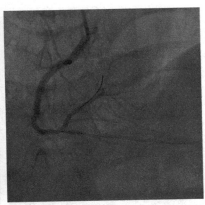

图 8-333　RCA 正头位（二）　　图 8-334　RCA 正头位（三）

【该病例的教学点】

（1）对于右冠状动脉口部，择期有缺血证据再决定是否干预较妥，由于患者从外地来京治疗，积极要求完全血运重建，考虑

PDA 口部狭窄程度大于 90%，考虑为罪犯血管的罪犯病变。

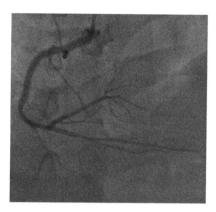

图 8-335 RCA 正头位（四）

（2）由于血管搏动较为明显，PDA 口部为单纯口部病变，采用 Szabo 技术精确定位，治疗效果非常满意。

（杨胜利 刘 英 杨 勇 张远华 於四军 周 琦）

三、冠状动脉搭桥桥血管开口病变 Szabo 技术 PCI

病例 28 经桡动脉 Szabo 技术治疗静脉桥血管口部狭窄 1 例

【简要病史】

患者赵某，男性，58 岁，主因"劳力性胸痛 12 年，加重 2 年"于 2010 年 12 月 3 日收入某医院心内科。患者于 1999 年曾行 CABG。

心血管病危险因素：血脂紊乱 11 年，糖尿病 11 年，高血压 3 年。

心电图：窦性心律，Ⅱ、Ⅲ、aVF 导联 ST-T 轻度倒置改变。

超声心动图：LVEF 58%。

实验室检查：血肌钙蛋白（-），TC 5.68mmol/L，LDL-C

4.18mmol/L，肌酐 80μmol/L，血糖 6.5mmol/L。

入院后予以负荷氯吡格雷和阿司匹林，然后行冠状动脉造影检查。

【冠状动脉造影结果】

选用右侧股动脉径路，6F 血管鞘，Judkin 造影导管。造影发现右冠状动脉原位血管闭塞，LAD 闭塞。LCX 无明显狭窄，LIMA（左胸廓内动脉）桥通畅，远段血流 TIMI 3 级。右冠静脉桥口部 95% 狭窄（图 8-336～图 8-348）。

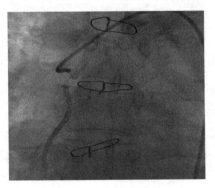

图 8-336　桥血管（一）

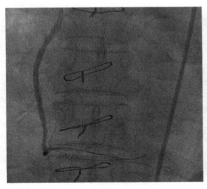

图 8-337　桥血管（二）

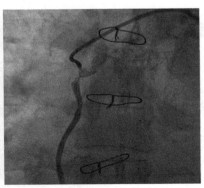

图 8-338　桥血管（三）

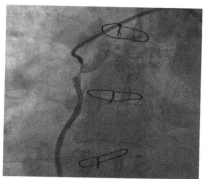

图 8-339　桥血管（四）

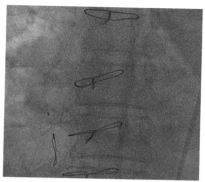

图 8-340　桥血管（五）

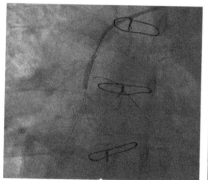

图 8-341　桥血管（六）

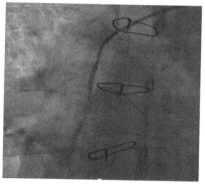

图 8-342　桥血管（七）

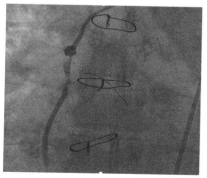

图 8-343　桥血管（八）

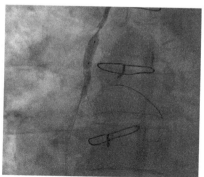

图 8-344　桥血管（九）

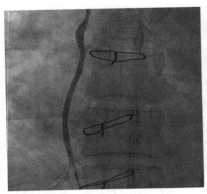

图 8-345　桥血管（十）

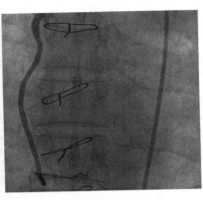

图 8-346　桥血管（十一）

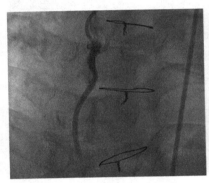

图 8-347　桥血管（十二）

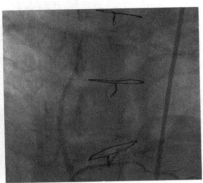

图 8-348　桥血管（十三）（最终结果）

【病例分析及初始策略选择】

该患者因典型劳力性心绞痛入院，发现右冠静脉桥口部 95% 狭窄。根据病情并经患者同意对静脉桥行 PCI。PCI 策略选择：仔细分析图像，胸痛罪犯血管为右冠静脉桥口部，在远端保护装置保护下，采用 Szabo 技术精确定位静脉桥口部支架植入。

【PCI 过程】

CABG 静脉桥 –PCI：沿超滑导丝送 6F AR1 GC 至右冠桥血管口，送 Runthrough NS 导丝进入桥血管远端，送 ANGIOGUARD™

RX 保护装置到远端。选 NC SPRINTER 2.75mm×15mm 球囊扩张桥血管口部及近段；选另一根抛锚导丝 BMW 进入主动脉。然后选 XIENCE V 4.0mm×12mm 支架植入近段以 20atm×10 秒参数释放。撤出球囊，再送入 VOYAGER NC 4.5mm×12mm 后扩球囊以 16atm×10 秒参数后扩，退出后扩球囊。多体位复查造影示支架扩张贴壁良好，无残余狭窄、内膜撕裂、夹层及远段血栓形成，血流 TIMI 3 级（图 8-337 ～图 8-348）。

【该病例的教学点】

（1）该患者搭桥术后 10 余年，近两年典型劳力性心绞痛发作，发现桥血管开口明显狭窄。狭窄程度大于 90%。考虑为罪犯血管的罪犯病变。给予 AR1 指引导管，采用 Szabo 技术精确定位。

（2）由于桥血管治疗斑块扩张时出现斑块或血栓到远端，常规使用远端保护装置进行治疗，获得了非常满意的效果。

（杨胜利　杨　勇　刘　英　李朝晖　刘建宏　周　松）

缩略词表

缩略词	英文	中文
ACS	acute coronary syndrome	急性冠状动脉综合征
AL	Amplatz left	Amplatz 左导管
AP	antero-posterior	前后轴，正位
AR	Amplatz right	Amplatz 右导管
ARC	Academic Research Consortium	学术研究联合会
BMS	bare metal stent	裸金属支架
BMW	balance middle weight	BMW 导丝
BNP	brain natriuretic peptide	脑利尿钠肽
BUN	blood urea nitrogen	血尿素氮
CABG	coronary artery bypass graft	冠状动脉搭桥术
CAD	coronary artery disease	冠状动脉疾病（冠心病）
CC	coronary collateral	冠状动脉侧支循环
CCU	Cardiac Care Unit	冠心病监护病房
CHO	cholesterol	胆固醇
CK-MB	creatine kinase MB isoenzyme	肌酸激酶同工酶
CO	cardiac output	心排血量
COD	coronary ostial disease	冠状动脉口部病变

缩略词	英文	中文
CRP	C reactive protein	C 反应蛋白
CSA	（the lumen）cross sectional area	（管腔）横截面积
cTnI	cardiac troponin I	（心）肌钙蛋白 I
CTO	chronic total occlusion	慢性完全性闭塞
Cx	circumflex	回旋支
D	diagonal	对角支冠状动脉
DES	drug-eluting stent	药物洗脱支架
EBU	extra back-up	EBU 指引导管
EDV	end-diastolic volume	舒张末期容积
EEM-CSA	external elastic membrane （EEM）-lumen cross-sectional areas（CSA）	外弹力膜（管腔）横截面积
EF	ejection fraction	射血分数
ELCA	excimer laser coronary angioplasty	准分子激光冠状动脉成形术
eGFR	estimated glomerular filtration rate	估算肾小球滤过率
ESV	end-systolic volume	收缩末期容积
EPD	embolic protection device	栓塞防护装置
FFR	fractional flow reserve	血流储备分数
GC	guiding catheter	指引导管
GP Ⅱ b/ Ⅲ a	glycoprotein Ⅱ b/ Ⅲ a	糖蛋白 Ⅱ b/ Ⅲ a

续表

缩略词	英文	中文
GPI	glycoprotein Ⅱb/Ⅲa inhibitor	糖蛋白Ⅱb/Ⅲa抑制剂
HR	heart rate	心率
HS	Hyperion sheathless guiding catheter	Hyperion无鞘导管
IABP	intra-aortic balloon pump	主动脉内球囊反搏
ICAD	iatrogenic coronary artery dissection	医源性冠状动脉夹层
ISR	in-stent restenosis	支架内再狭窄
IVL	intravascular lithotripsy	腔内碎石术
IVS	interventricular septum	室间隔
IVUS	intravascular ultrasound	血管内超声
JACC	*Journal of The American College of Cardiology*	美国心脏病学会杂志
JL	Judkins left	Judkins左导管
JR	Judkins right	Judkins右导管
LA	left atrium	左心房
LAD	left anterior descending	左前降支
LADp	proximal left anterior descending artery	左前降支近段
LAO	left anterior oblique	左前斜位
LCA	left coronary artery	左冠状动脉
LCB	left coronary bypass	左冠状动脉桥导管
LCX	left circumflex artery	左回旋支

缩略词	英文	中文
LDL-C	low density lipoprotein cholesterol	低密度脂蛋白胆固醇
LIMA	left internal mammary artery	左胸廓内动脉
LMCA	left main stem coronary artery	左主干冠状动脉
LMd	distal left main	左主干远段
LMm	mid left main	左主干中段
LMp	proximal left main	左主干近段
LMS	left main stem	左主干
LVAD	left ventricular assist device	左心室辅助装置
LVIDd	left ventricular internal diameter diastolic	左心室舒张末期内径
LVEF	left ventricular ejection fraction	左心室射血分数
MAC	multilumen access catheter	MAC 导管
MLA	minimum lumen area	最小管腔面积
MLD	minimum lumen diameter	最小管腔直径
MP	multipurpose	多用途
MPA	multipurpose A	多功能导管 A
MPB	multipurpose B	多功能导管 B
NHLBI	the National Heart, Lung and Blood Institute	（美国）国家心肺与血液研究所
NP	normal pressure	正常压力
OCT	optical coherence tomography	光学相干断层扫描
OM	obtuse marginal	钝缘支

缩略词	英文	中文
PA	pulmonary artery	肺动脉
PACE	*Pacing Clin Electrophysiol*	心脏起搏与心电生理杂志
PCI	percutaneous coronary intervention	经皮冠状动脉介入治疗
PDA	posterior descending artery	后降支
POBA	plain old balloon angioplasty	单纯球囊血管成形术
PTCA	percutaneous transluminal coronary angioplasty	经皮腔内冠状动脉成形术
RA	right atrium	右心房
RAO	right anterior oblique	右前斜位
RCA	right coronary artery	右冠状动脉
RCAd	right coronary artery distal	右冠状动脉远段
RCB	right coronary bypass	右冠状动脉桥导管
RT	Runthrough	Runthrough 导丝
RV	right ventricle	右心室
SAL	short Amplatz left	短头 Amplatz 左导管
SB	side-branch	边支
SCI	Science Citation Index	科学引文索引
SK	streptokinase	链激酶
SYNTAX	Synergy between Percutaneous Coronary Intervention with Taxus and Cardiac Surgery	PCI 和 CABG 预后评估评分

缩略词	英文	中文
TAVR	transcatheter aortic valve replacement	经导管主动脉瓣置换术
TC	total cholesterol	总胆固醇
TCT	transcatheter Cardiovascular Therapeutics	（美国）经导管心血管治疗
TG	triglyceride	甘油三酯
TIA	transient ischemic attack	短暂性脑缺血发作
TLR	target lesion revascularization	靶病变血运重建
TTP	thrombotic thrombocytopenic purpura	血栓性血小板减少性紫癜
UK	urokinase	尿激酶
ULMCA	unprotected left main coronary artery	无保护冠状动脉左主干
VL	Voda left	Voda 左导管
VH-IVUS	virtual histology intravascular ultrasound	虚拟组织学血管内超声
VR	Voda right	Voda 右导管
VSD	ventricular septal defect	室间隔缺损
XB	Extra Backup	XB 指引导管
XBLAD	Extra Backup LAD	XBLAD 指引导管
XBRCA	Extra Backup RCA	XBRCA 指引导管